介護スタッフのための

安心！急変時対応

南魚沼市立ゆきぐに大和病院 院長 宮永和夫
南魚沼市立ゆきぐに大和病院 認知症看護認定看護師 岡村真由美 ［監修］

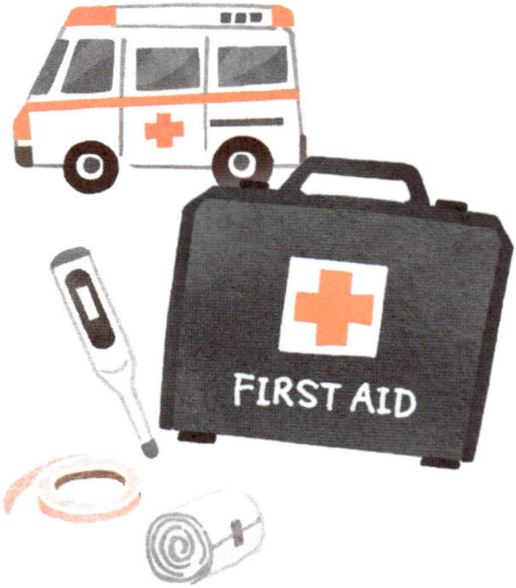

秀和システム

はじめに

介護現場に医療的な関わりを必要とする人が増えてきています。長期入院を避けるという社会背景のため、医療的な処置や管理を必要としたままで、介護施設に入居してくることが多くなっているからです。医療技術の進歩・普及がそれを可能にしました。

高齢者は通常、複数の疾患を持っており、それらが複雑にからみあっています。さらに、加齢にともなって体調の変化を感じにくくなっており、認知症などにより、「なんとなく調子が悪い」とか、「いつもと違う」という異常を訴えることができない人も少なくありません。

そんな場合でも、日常の多くの時間をともに過ごす介護職には「いつもと違う」がわかるはずです。ふだんの様子と違うわずかな変化やサインを見逃さず、迅速に対応できる力が今、介護職に求められています。

急変することの多い高齢者の日常では医療との連携は欠かせません。介護職が人体の基本的な構造や機能、日常目にする医療機器のしくみ、急変時対応を理解・把握しておくことが、その連携をスムーズにしてくれると思います。本書がその一助になれば幸いです。

2011年9月

南魚沼市立ゆきぐに大和病院
院長　宮永和夫
看護師　岡村真由美

本書の構成と使い方

本書は、おもに介護職の方のために、高齢者に起こりやすい急変時の対応について、イラストでわかりやすく解説しています。また、医療との連携を円滑に進めるために知っておきたい知識や、ふだんの観察ポイントについても詳解しています。

●Chapter1　急変対応に役立つ人体と医療処置の基礎知識

身体各部位の呼称や各器官の構造、基本的なはたらきを学びます。また、介護現場でよく見られる医療処置についても基礎知識を押さえておくと安心です。

●Chapter2　急変対応の基礎知識

急変時に介護者が落ち着いて行動できるために必要な知識(急変時対応の手順、バイタルサインの確認の仕方、止血法、移動法など)を解説しています。

●Chapter3　救急処置と蘇生法

胸骨圧迫、人工呼吸などの一次救命処置の方法とAED(自動体外式除細動器)の使い方を知っておきましょう。

●Chapter4　症状別・急変時の対応とケア

急変の症状別に、「対応の仕方」「やってはいけないケア」「考えられる原因」「対応のチェックポイント」「記録の残し方」について解説しています(右ページ参照)。

●Chapter5　基礎疾患別・起こり得る急変症状と観察のポイント

高齢者によく見られる基礎疾患ごとに、起こり得る急変症状と、ふだんの観察ポイントを解説しています。

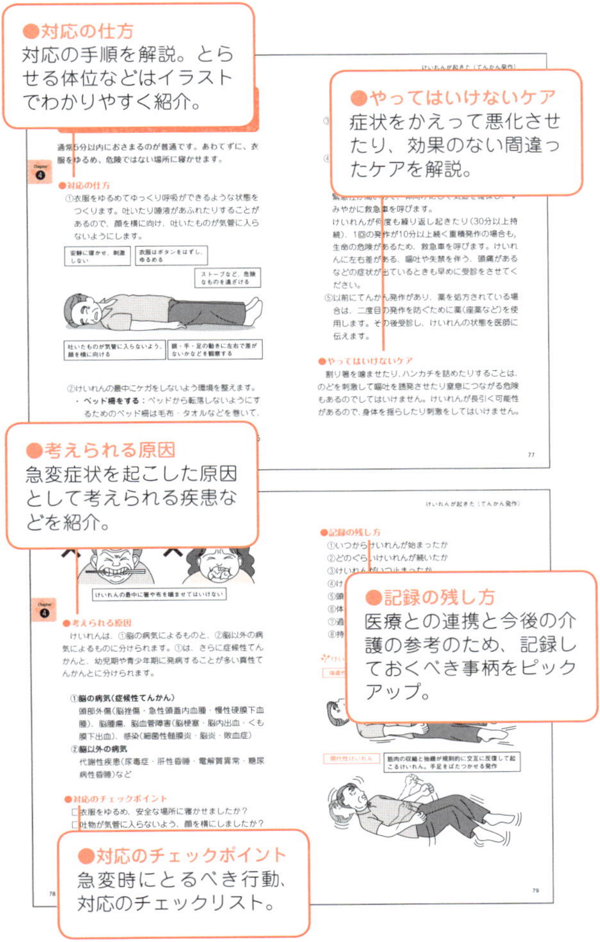
●対応の仕方
対応の手順を解説。とらせる体位などはイラストでわかりやすく紹介。
●やってはいけないケア
症状をかえって悪化させたり、効果のない間違ったケアを解説。
●考えられる原因
急変症状を起こした原因として考えられる疾患などを紹介。
●記録の残し方
医療との連携と今後の介護の参考のため、記録しておくべき事柄をピックアップ。
●対応のチェックポイント
急変時にとるべき行動、対応のチェックリスト。

通常5分以内におさまるのが普通です。あわてずに、衣服をゆるめ、危険ではない場所に寝かせます。

●対応の仕方
①衣服をゆるめてゆっくり呼吸ができるような状態をつくります。吐いたり唾液があふれたりすることがあるので、顔を横に向け、吐いたものが気管に入らないようにします。

安静に寝かせ、刺激しない
衣服はボタンをはずし、ゆるめる
ストーブなど、危険なものを遠ざける
吐いたものが気管に入らないよう、顔を横に向ける
頭・手・足の動きに左右で差がないかなどを観察する

②けいれんの最中にケガをしないよう環境を整えます。
・ベッド柵をする：ベッドから転落しないようにするためのベッド柵は毛布・タオルなどを巻いて、

みやかに救急車を呼びます。
けいれんが何度も繰り返し起きたり(30分以上持続)、1回の発作が10分以上続く重積発作の場合も、生命の危険があるため、救急車を呼びます。けいれんに左右差がある、嘔吐や失禁を伴う、頭痛があるなどの症状が出ているときも早めに受診をさせてください。
⑤以前にてんかん発作があり、薬を処方されている場合は、二度目の発作を防ぐために薬(座薬など)を使用します。その後受診し、けいれんの状態を医師に伝えます。

●やってはいけないケア
割り箸を噛ませたり、ハンカチを詰めたりすることは、のどを刺激して嘔吐を誘発させたり窒息につながる危険もあるのでしてはいけません。けいれんが長引く可能性があるので、身体を揺らしたり刺激をしてはいけません。

けいれんの最中に箸や布を噛ませてはいけない

●考えられる原因
けいれんは、①脳の病気によるものと、②脳以外の病気によるものに分けられます。①は、さらに症候性てんかんと、幼児期や青少年期に発病することが多い真性てんかんとに分けられます。

①脳の病気(症候性てんかん)
頭部外傷(脳挫傷・急性頭蓋内血腫・慢性硬膜下血腫)、脳腫瘍、脳血管障害(脳梗塞・脳内出血・くも膜下出血)、感染(細菌性髄膜炎・脳炎・敗血症)
②脳以外の病気
代謝性疾患(尿毒症・肝性昏睡・電解質異常・糖尿病性昏睡)など

●対応のチェックポイント
□衣服をゆるめ、安全な場所に寝かせましたか？
□吐物が気管に入らないよう、顔を横にしましたか？

●記録の残し方
①いつからけいれんが始まったか
②どのくらいけいれんが続いたか

間代性けいれん
筋肉の収縮と弛緩が規則的に交互に反復して起こるけいれん。手足をばたつかせる発作

Contents
目　次

はじめに…………………………………… III
本書の構成と使い方……………………………… IV

Chapter 1
急変対応に役立つ人体と医療処置の基礎知識

人体の名称…………………………………… 2
筋肉の名称とはたらき……………………………… 4
骨格の名称とはたらき……………………………… 6
中枢神経の名称とはたらき……………………………… 8
眼の構造とはたらき……………………………… 10
耳の構造とはたらき……………………………… 11
循環器のしくみとはたらき……………………………… 12
呼吸器のしくみとはたらき……………………………… 14
消化器官の構造とはたらき……………………………… 16
嚥下のしくみ…………………………………… 18
腎・泌尿器のしくみとはたらき……………………………… 20
医療処置の構造としくみ……………………………… 22
介護職ができる医療行為と役割……………………………… 30

Chapter 2

急変対応の基礎知識

急変時対応の手順と心がまえ …… 34
バイタルサインの確認 …… 36
救急車の呼び方・伝えるべき事柄 …… 42
止血法 …… 44
移動の仕方 …… 46

Chapter 3

救急処置と蘇生法

救命処置の流れ …… 50
急変時の体位 …… 52
気道の確保と心肺蘇生 …… 54
AEDの使い方 …… 60

Chapter 4

症状別・急変時の対応とケア

意識障害…… 68
しびれがある…… 72
けいれんが起きた(てんかん発作)…… 76
脳貧血で顔面蒼白になった…… 80
めまいがする…… 83
ろれつが回らない…… 86
呼吸が苦しい…… 88
脈の異常がある…… 93
激しい頭痛がする…… 96
激しい胸痛がする…… 100
激しい腹痛がする…… 103
突然吐いた…… 107
急性の下痢…… 111
下血をしている…… 114
血を吐いた(喀血・吐血)…… 118
鼻血が出た…… 122
尿が出ない・出にくい…… 126
血尿が出た…… 130
チアノーゼが出た…… 134

高熱が出ている……………………………136
誤飲した……………………………………139
誤嚥した……………………………………142
誤薬した……………………………………145
ショック状態を起こした…………………148
転倒・転落した……………………………152
骨折した……………………………………156
やけどした…………………………………160
浴室でおぼれた……………………………164
背中が痛い…………………………………166

Chapter 5

基礎疾患別・起こり得る急変症状と観察のポイント

高齢者の身体と心……170
脳血管障害……172
神経系疾患……174
循環器系疾患……176
呼吸器系疾患……178
消化器系疾患……180
内分泌・代謝疾患……182
感染症……184
骨・関節系疾患……186
泌尿器系疾患……188
その他の疾患・障害……190

Index　さくいん……194

Chapter 1

急変対応に役立つ人体と医療処置の基礎知識

身体の呼称と各器官の構造と基本的なはたらきを学びます。さらに、介護現場でよく見られる医療処置のしくみについても知っておきましょう。

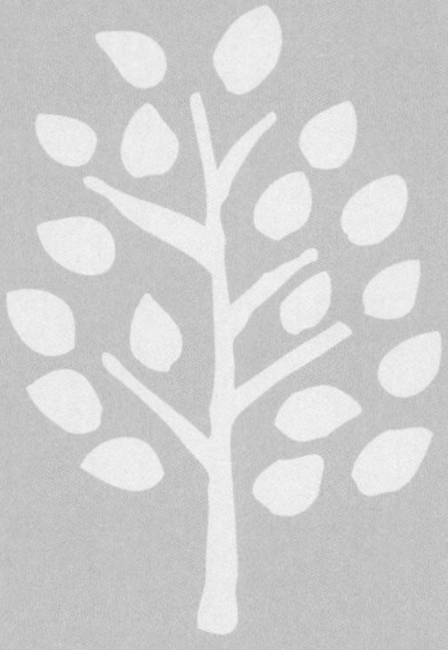

人体の名称

身体前面

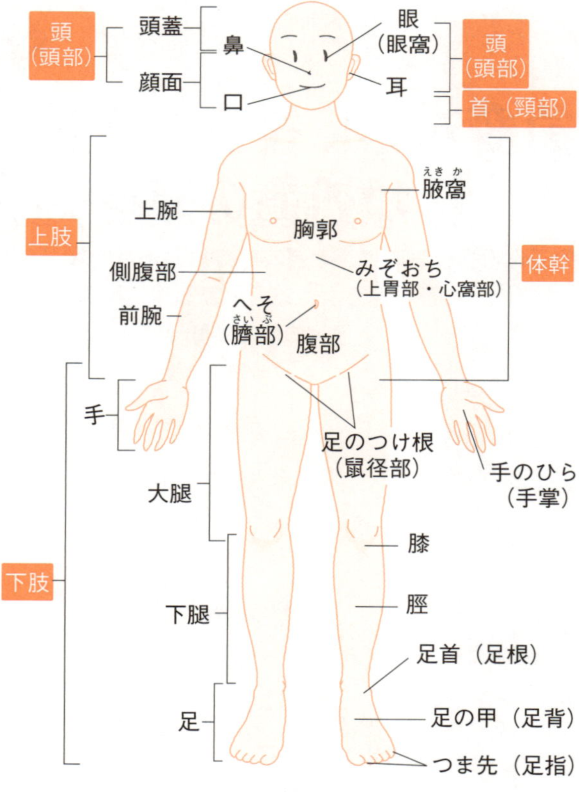
頭（頭部）
頭蓋
顔面
鼻
口
眼（眼窩）
耳
頭（頭部）
首（頸部）
上肢
上腕
側腹部
前腕
手
腋窩《えきか》
胸郭
みぞおち（上胃部・心窩部）
へそ（臍部《さいぶ》）
腹部
体幹
足のつけ根（鼠径部）
手のひら（手掌）
下肢
大腿
下腿
足
膝
脛
足首（足根）
足の甲（足背）
つま先（足指）

医療につなぐ際に、名称を正しく使えなければ迅速で的確な対応はできません。家族との連絡も考慮して、ふだん使う呼称も一緒に把握しておくとよいでしょう。

身体後面

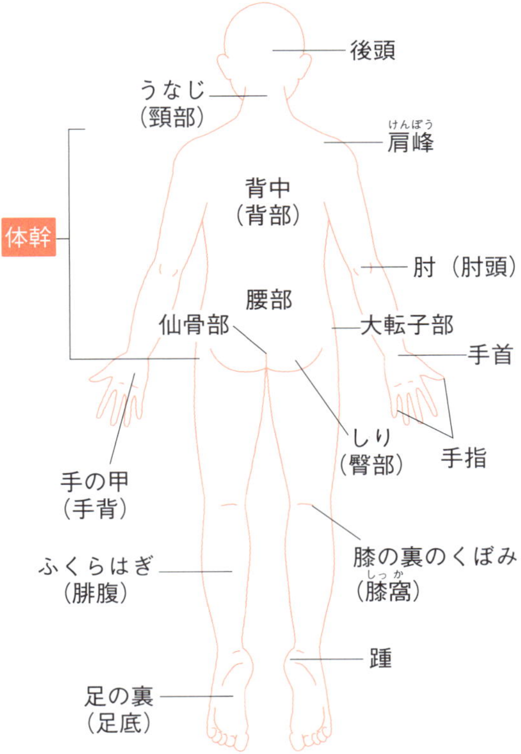

筋肉の名称とはたらき

筋肉は骨に付着し、運動神経の支配で筋線維を収縮させ関節運動を行っています。

●筋肉の種類

筋肉はそのはたらきで2種類に分けることができます。

①**横紋筋(骨格筋)**：自分の意思で動かせる随意筋。手足の筋肉、腹筋、背筋など。
②**不随意筋(平滑筋)**：自分の意思では動かせない筋肉。消化器や泌尿器、血管壁の筋肉。

ただし、心臓は横紋筋でありながら不随意筋という特殊な筋肉です(心筋)。

筋肉のはたらき

動きをつくる	歩く、走る、投げるなど、身体の動きはすべて筋肉の収縮によって行われる
関節の保護	関節に加わる衝撃を吸収して関節への負担を軽減する
姿勢の保持	座位、立位など、姿勢を保持している
血液循環を促す	脚の筋肉の収縮によって静脈血は心臓へ還ることができる(第2の心臓といわれている)
熱源	運動をすると熱くなるなど、体温のほとんどは筋肉から出されている

おもな筋肉

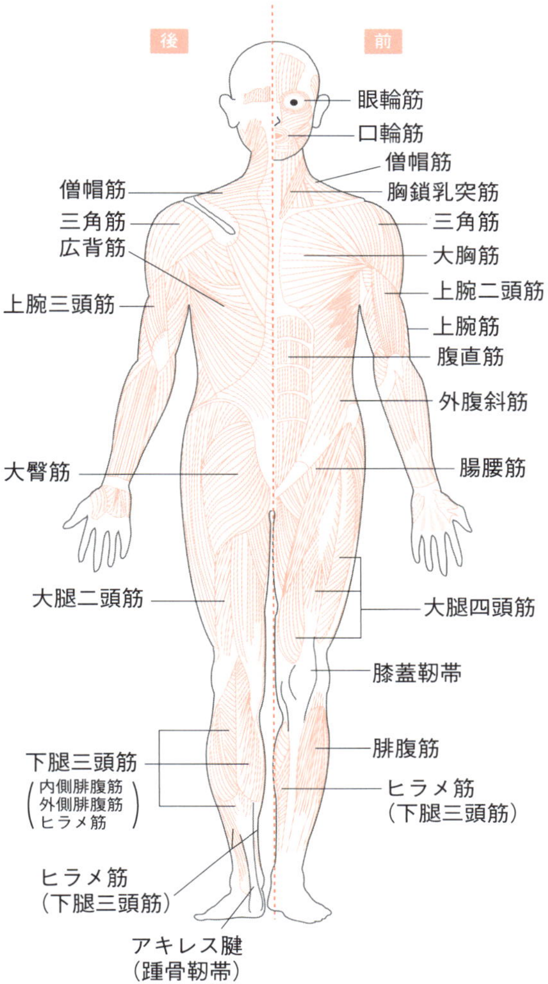
後
前
眼輪筋
口輪筋
僧帽筋
胸鎖乳突筋
三角筋
大胸筋
上腕二頭筋
上腕筋
腹直筋
外腹斜筋
腸腰筋
大腿四頭筋
膝蓋靭帯
腓腹筋
ヒラメ筋
（下腿三頭筋）
僧帽筋
三角筋
広背筋
上腕三頭筋
大臀筋
大腿二頭筋
下腿三頭筋
（内側腓腹筋
外側腓腹筋
ヒラメ筋）
ヒラメ筋
（下腿三頭筋）
アキレス腱
（踵骨靭帯）

Chapter 1

骨格の名称とはたらき

骨格は、身体全体を形づくる構造材であるとともに、脳や内臓などの器官を保護する役目を果たしています。

●骨の構造

骨は骨膜に覆われ、内部が中空となっているため軽く柔軟で、力学的に折れにくい構造になっています。また、古い骨は壊され、常に新しい骨がつくられています。

人間の全身にある骨は約206個で、互いに結合して骨格を構成しています。年齢により癒合の状態が異なり、個人差もあります。存在する箇所から、頭部・体幹・上肢・下肢に分類されます。

●骨の生理作用

①**支持作用**：身体の支柱となり、頭や内臓を支える。
②**保護作用**：結合して骨格を形成し、脳や内臓などの重要な器官をおさめ保護する。
③**運動作用**：骨に付着する筋肉を収縮させ運動を行う。
④**造血作用**：骨内の赤色骨髄で、赤血球、白血球、血小板をつくる。
⑤**電解質貯蔵作用**：カルシウム、リン、ナトリウム、カリウムなどの電解質を骨中に蓄え、必要に応じて血液中に送り出す。

全身の骨格

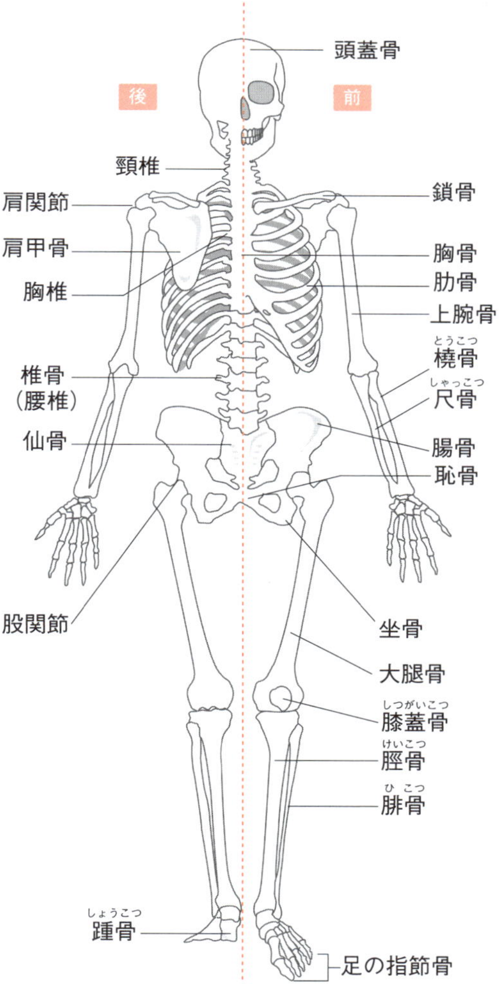
後
前
頭蓋骨
頸椎
肩関節
肩甲骨
胸椎
椎骨
(腰椎)
仙骨
股関節
踵骨《しょうこつ》
鎖骨
胸骨
肋骨
上腕骨
橈骨《とうこつ》
尺骨《しゃっこつ》
腸骨
恥骨
坐骨
大腿骨
膝蓋骨《しつがいこつ》
脛骨《けいこつ》
腓骨《ひこつ》
足の指節骨

Chapter 1

中枢神経の名称とはたらき

中枢神経は末梢神経からの情報をまとめたり、末梢神経に命令を出す神経のことで、脳と脊髄からなります。

脳と脊髄

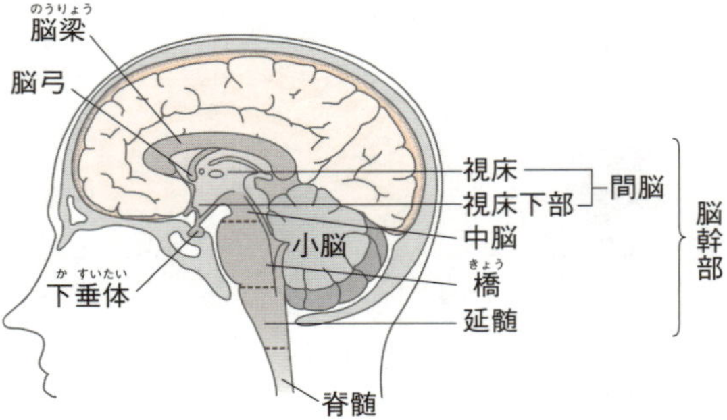

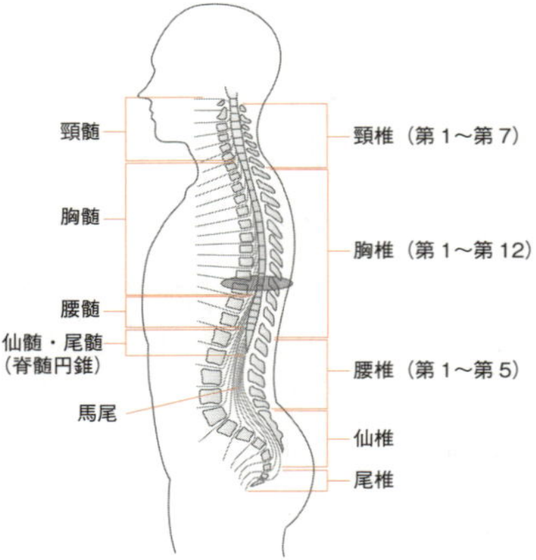

●脳

脳は、左右大脳半球、間脳、中脳、橋、小脳、延髄からなります。

①大脳

脳の中で最も大きく最も主要な部分で、前頭葉、側頭葉、頭頂葉、後頭葉に分けられます。大脳皮質には運動野、体性感覚野、視覚野、聴覚野、嗅覚野、味覚野、言語野など、機能の中枢が分布しています。

②小脳

小脳は、平衡機能、随意運動の調整など運動系の統合をつかさどり、筋肉を協調させて複雑な動作や運動を行うことができます。壊れると、身体のバランスがとれず、歩けなくなります。

③延髄

延髄には循環や呼吸運動を制御し、生命の維持に重要な自律神経の中枢があります。大脳・小脳と脊髄をつなぐ中継地点であり、神経回路の大動脈です。

●脊髄

脊髄は背骨(脊柱)の中にあります。上方は脳(延髄)に連なり、上方から頸部(頸髄)、胸部(胸髄)、腰部(腰髄・仙髄・尾髄)に区分されます。

脊髄を含む中枢神経系は末梢神経と異なり、一度損傷すると修復·再生されることはありません。脊髄損傷は、脊柱に強い外力が加えられることで脊髄に損傷を受けた障害で、その部位によって障害の現れ方は異なります。一般に損傷箇所が上にいくほど障害は重くなります。

Chapter 1

眼の構造とはたらき

眼は光を受容する感覚器です。光の情報は眼で受容され、中枢神経系のはたらきによって視覚が生じます。

●眼のはたらき

眼にはものの色や形を光の情報として取り入れるはたらきがあります。瞳孔から入った光は、ピントを調節する水晶体で屈折し、透明なゲル状の硝子体を通過して、網膜の黄斑に焦点を結びます。そして、その光が視神経を通じて信号として脳に伝達され、像として認識されるのです。また、涙器は涙液を分泌して角膜を保護しています。

眼の構造

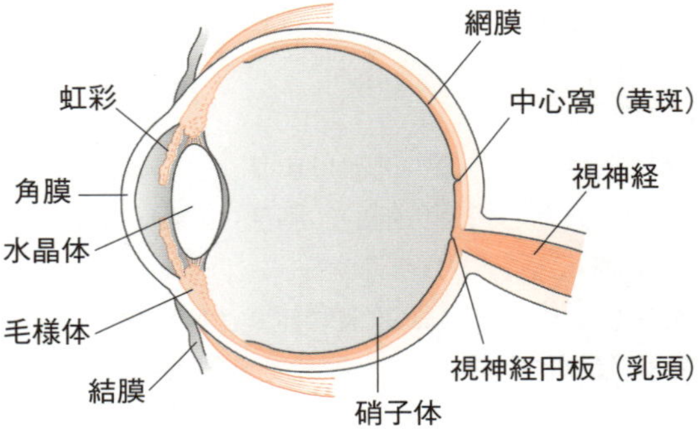

Chapter 1

耳の構造とはたらき

耳は、外耳・中耳・内耳からなり、音波の伝達器だけでなく身体の平衡感覚の受容器でもあります。

●耳のはたらき

外耳で集められた音波は、外耳道を通って中耳に伝わります。音波は中耳で骨振動になり、内耳の蝸牛にある聴細胞から大脳の聴覚野に伝わり、音として認識されます。また、内耳は平衡感覚器の主要部で、内耳の前庭と三半規管が身体の傾きや回転などを感じます。

耳の構造

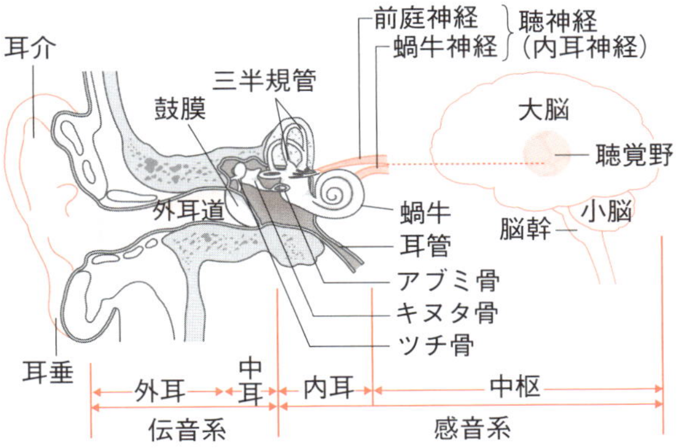

Chapter 1

循環器のしくみとはたらき

循環器は心臓と血管からなり、血液を介して酸素と二酸化炭素、栄養物と不要物のやりとりを行っています。

●心臓のはたらき

心臓は、律動的な収縮によって体内の血液の循環を行うポンプの役目を担っています。1分間に60～100回拍動し、1回に約60～90mLの血液(動脈血)を左心室から拍出しています。全身をめぐった血液は静脈血となって、右心房に戻ってきます。右心房から右心室を経て肺へ送られた静脈血は、動脈血となって左心房に入り、左心室からまた全身へと送られています。

心臓の構造

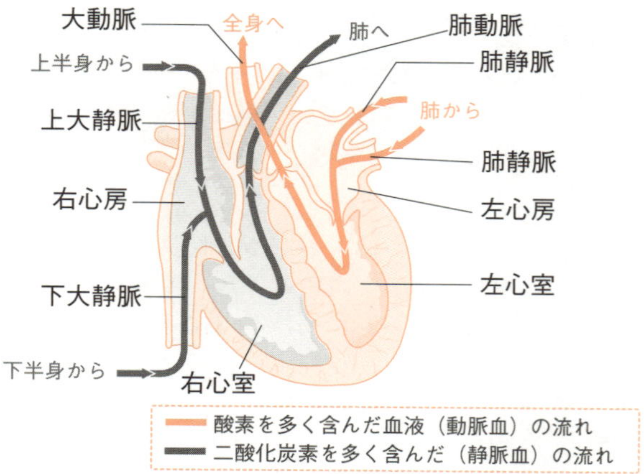

●血管のはたらき

血管には、動脈と静脈、毛細血管があります。

動脈は心臓から血液を運び出す血管で、肺と全身に血液を運んでいます。肺に運ぶときには静脈血が、全身に運ぶときには動脈血が流れています。

静脈は心臓に血液を送り返す血管で、肺と全身から心臓に血液を還しています。肺から心臓に運ぶときには動脈血が、全身から心臓へ還るときには静脈血が流れています。

毛細血管は、動脈と静脈の間にあります。血管の中を流れている血液と身体の組織は、この毛細血管で、酸素と二酸化炭素、栄養物と不要物の交換をしています。

血液循環

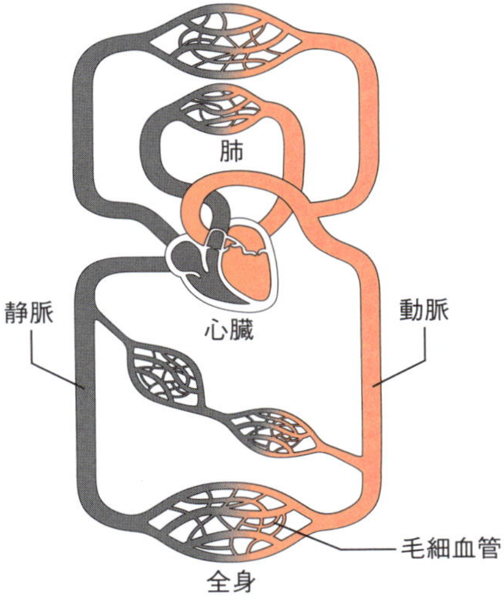

Chapter 1

呼吸器のしくみとはたらき

呼吸とは酸素を身体の器官に供給し、二酸化炭素を除去することで、外呼吸と内呼吸の2つがあります。

●呼吸とは

　肺胞内の空気と血液の間で行われるガス交換を外呼吸と言い、血液と組織細胞間で行われるガス交換を内呼吸と言います。呼吸運動は無意識で反射的な規則正しいリズムで行われています。呼吸運動をつかさどっているのは、延髄の呼吸中枢です。

呼吸器の構造

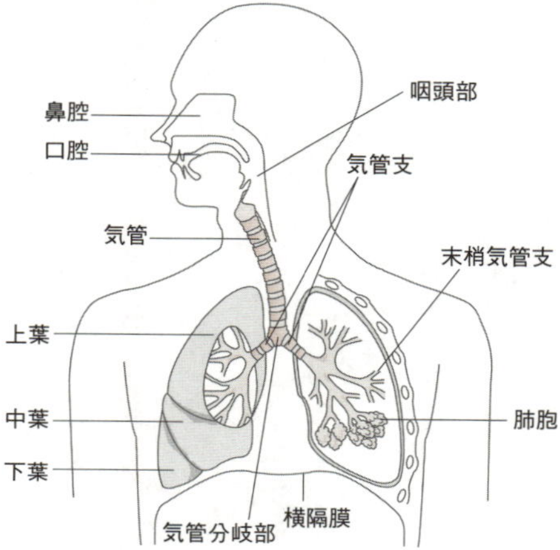

右肺は三葉、左肺は二葉に分かれている

●呼吸のしくみ

呼吸器は、空気の出入りと発声に関与する口腔から気管支までの気道、空気と血液によるガス交換の場である肺からなります。

気管は約10cmの円筒状の管です。下方で左右の気管支に枝分かれしています。気管と気管支の内部には繊毛があり、痰などの異物をのどへ押し返しています。気管支は心臓を避けるために、右気管支が太く短く急傾斜になっています。

肺は胸郭(胸椎、肋骨、胸骨と内・外肋間筋、胸横筋など)で囲まれ密閉された胸腔の中にあります。筋肉ではないので、それ自体で収縮したり拡張したりすることができません。胸郭を囲む筋肉を作用させて呼吸運動を行っています。

呼吸運動

息を吸うとき

横隔膜が下がり肋骨が上がって胸腔が広がり、肺に空気が吸い込まれる

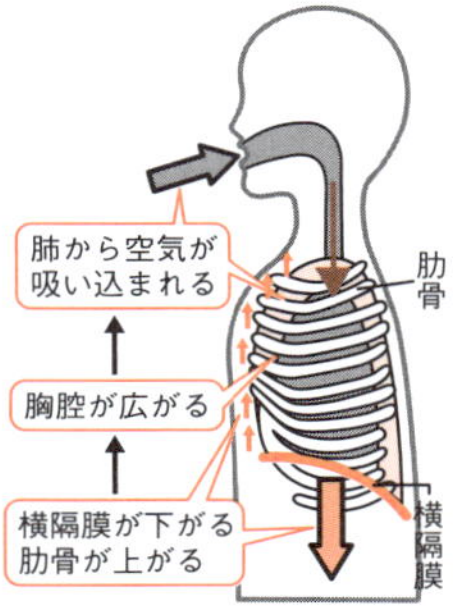

息を吐くとき

横隔膜が上がり肋骨が下がって胸腔が狭くなり、肺から空気が押し出される

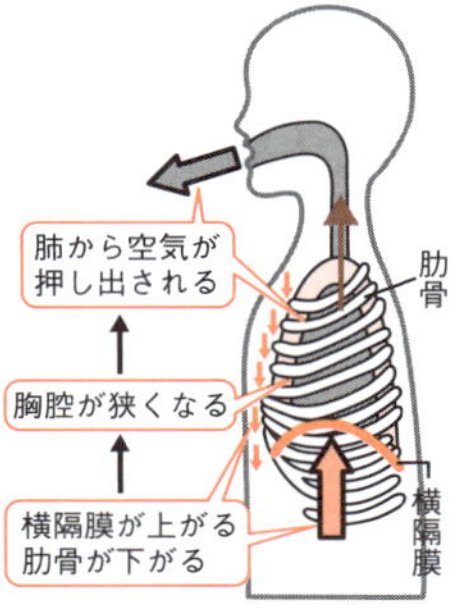

Chapter 1

消化器官の構造とはたらき

消化器官は、消化管(口腔から肛門まで)と消化腺に分けることができます。

消化器官の構造

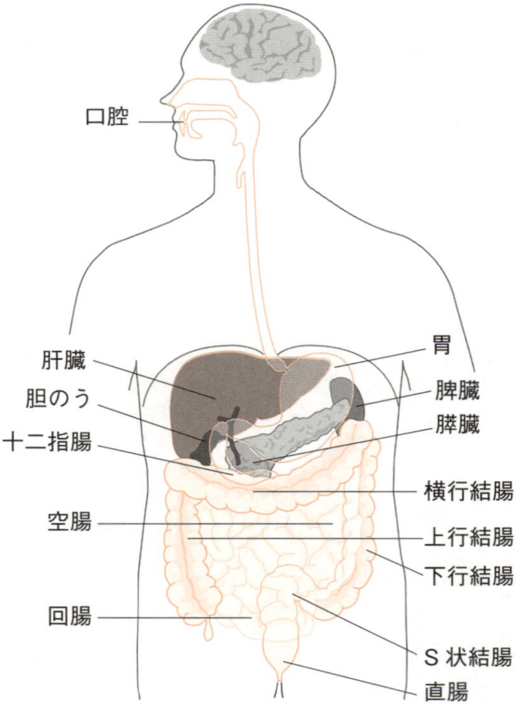

●消化管のはたらき

口腔：歯で食物を噛み砕き、舌で唾液と混ぜ合わせ、飲み込みやすくします。

咽頭：気管と食道への入り口です。食物が通るときには気管がふさがれるなど、嚥下に関与しています。

食道：咽頭から胃へ蠕動運動で食物を送ります。生理的に狭くなる3か所が、食物が詰まりやすい部分です。

胃：強酸性の胃液で食物を殺菌し、蠕動運動で食物を粥状にします。

小腸：十二指腸、空腸、回腸からなり、栄養素と水分の吸収を行います。十二指腸には膵液や胆汁が分泌されています。

大腸：上行結腸、横行結腸、下行結腸、S状結腸、直腸に分類されます。腸内細菌で食物繊維を発酵させ、水分を吸収し、糞便を形成して直腸から排泄します。

●消化腺のはたらき

肝臓：身体の中で最も大きく、生命維持のための重要な臓器です。栄養の処理・貯蔵、中毒性物質の解毒や分解・排泄、胆汁の分泌、ビタミンの貯蔵などを行っています。

胆のう：肝臓の下にあり、1日に500～800mL分泌される胆汁を蓄えます。

膵臓：腹膜腔の後ろにあり、後腹膜に接しています。3大栄養素の消化酵素を含む弱アルカリ性の膵液を分泌し、胃液で酸性になった食物を中和します。欠乏するとと糖尿病になるインスリン、血糖値を上げるグルカゴンを分泌しています。

嚥下のしくみ

生命の維持に直結する“食べる”ための基本的なしくみである嚥下について知っておきましょう。

●嚥下とは何か

食べ物を認識し・口に入れ・噛んで・飲み込む一連の動作のうち、飲み込む動作を嚥下といいます。

●嚥下を障害するもの

飲食物をうまく飲み込めなくなったり、誤って気管に入った物を吐き出せなくなる障害を嚥下障害といいます。高齢者の嚥下障害の原因は、脳梗塞・脳出血などの脳血管障害、神経や筋疾患の他に、以下のものが考えられます。

・歯牙欠損、義歯不適合のため。
・口腔、咽頭、食道などの筋力や咳反射が低下したため。
・食べる人の注意力、集中力が低下するため。

嚥下障害が起こると、食物摂取障害による栄養低下と、食べ物の誤嚥による嚥下性肺炎（誤嚥性肺炎）などを起こしやすくなります。丁寧な口腔ケアや食べる姿勢を整えたり、その人に適した食事形態や自助具など環境を整備することが大切です。

嚥下のしくみ

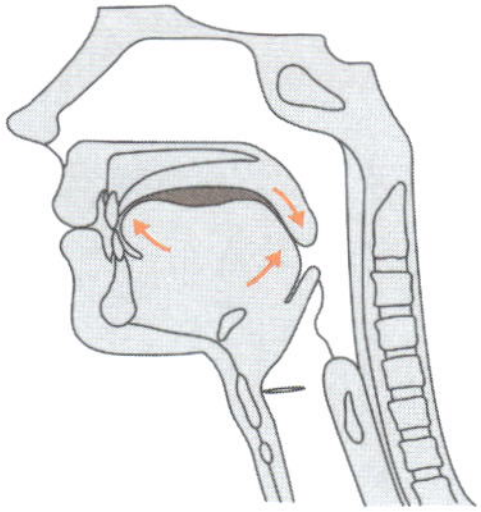

①嚥下の準備として咽頭の入り口が閉鎖される。咀嚼により食塊形成

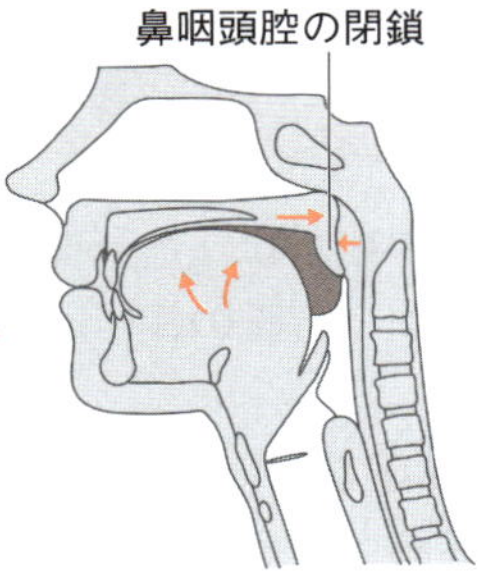

②舌が挙上。口腔内圧の上昇により、食べ物を口腔から咽頭に送る

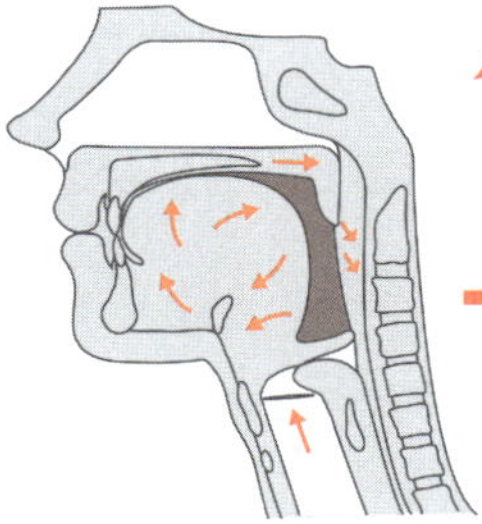

③嚥下反射により食べ物を食道に送る（咽頭通過中）

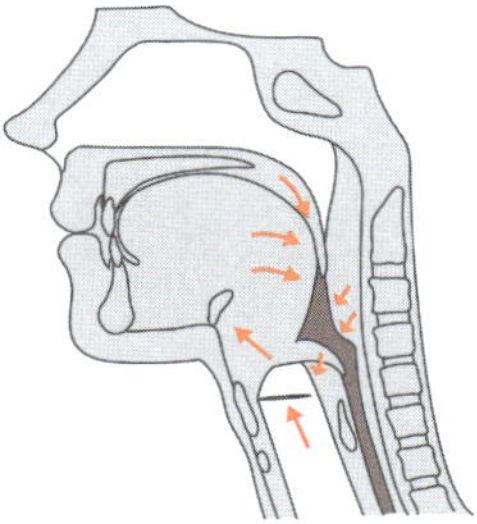

④喉頭蓋で気道をふさぎ、咽頭下部より食べ物を食道に送る

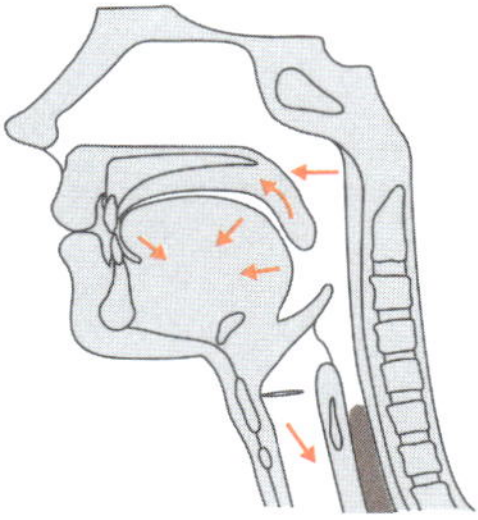

⑤食べ物が食道に送られたので、咽頭口が開く

腎・泌尿器のしくみとはたらき

血液中にたまった老廃物を体外に排出するのが泌尿器系ですが、腎臓の役目はそれだけではありません。

●腎臓のはたらき

腎臓は腰上部左右に1個ずつあり、そら豆に似た形をしています。重量は120 ~ 200gです。腎臓に流れ込む血液量は、心臓から拍出される血液量の4分の1(約1000mL /分)にもなります。これは腎臓の中にある糸球体で血液中の不要な老廃物を排泄する必要性があるからです。きれいになった血液を腎静脈から全身に戻す他、以下のようなはたらきがあります。

①尿素、クレアチニン、尿酸などの老廃物を排泄する。
②身体の水分量や電解質が一定となるように調節する。
③血圧を上げるホルモン(レニンなど)を分泌し、アンギオテンシンをつくって血圧を調節する。
④骨にカルシウムを沈着させる作用のあるビタミンDを活性化する。
⑤血液を弱アルカリ性に保つ。
⑥エリスロポエチンを分泌して赤血球の産生を促す。

●尿の生成

腎臓皮質にある腎小体(ボーマン嚢・糸球体)とそれに続く尿細管との1組を総称してネフロンといいます。

1個の腎臓には約100万個のネフロンがあります。血液は糸球体で濾過されて原尿になります。原尿は、1日に100～150Lにもなりますが、99％がブドウ糖、ナトリウムとともに再吸収され、残りの1％が尿として排泄されます。

●尿の排泄

原尿は、尿管を通って膀胱へ運ばれます。膀胱の容量は約500mLです。250mL程度の尿がたまると膀胱壁が拡張し、その刺激が大脳に伝わり尿意を感じます。そして膀胱壁の筋肉を収縮させて、尿を尿道を通して体外に排出します。高齢者は尿意を感じにくくなるだけでなく、膀胱壁の弾力が低下するため、残尿があり頻尿の原因になります。

腎・泌尿器系の構造

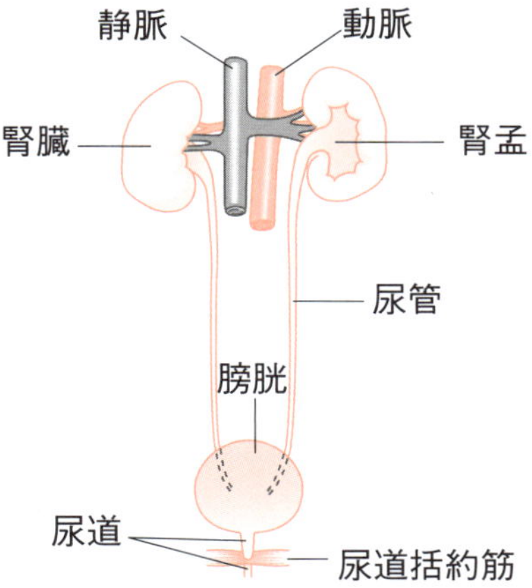

医療処置の構造としくみ

高齢化に伴って、医療器具を日常目にすることが多くなりました。基本的なしくみを知っておきましょう。

●パルスオキシメーター

呼吸状態の急激な変化を知るための装置です。操作が簡単で利用者への負担も少ないので、よく利用されます。

しくみと目的

パルスオキシメーターは内側の光を爪に当てることにより、採血することなく、指の動脈の酸素飽和度（SpO_2）をリアルタイムで測定できる医療用計測機器です。

動脈血中の酸素の量を測ることで酸素が十分に身体に供給されているかどうかがわかり、おおよその呼吸状態を知ることができます。

注意点

・マヒや痛みのない指先に装着します。マニキュアや極端に汚れている指は清潔にしてから装着します。
・爪の根元に発光部があたるように装着します。

パルスオキシメーターの使用法

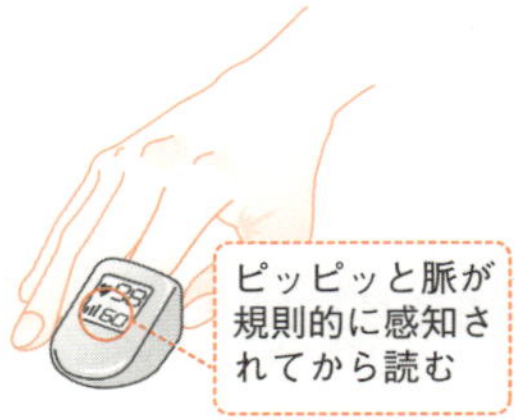
ピッピッと脈が規則的に感知されてから読む

測定値は%で表示されます。正常値は健康な人で96～100%です。手足が冷たいと数値が正しく出ないことがあります

●経管栄養(鼻腔栄養)

経管栄養とは、口から食べることが困難な場合の栄養摂取法で、経鼻、経皮などの方法があります。

しくみと目的

鼻腔栄養は、鼻からチューブを胃もしくは腸へと挿入して，そのチューブから流動性栄養物を注入する方法です。

注意点

・注入前にチューブが胃内に到達していることを確認するために、心窩部に聴診器を当て、カテーテル用シリンジで少量の空気を注入し、気泡音を確かめます。
・チューブの固定は目尻、口角は避けます。かぶれることが多いので、丁寧に観察し対応します。
・口から食べないことで唾液が減少するため、口腔内が不潔になります。丁寧な口腔ケアを行います。

経管栄養(鼻腔栄養)

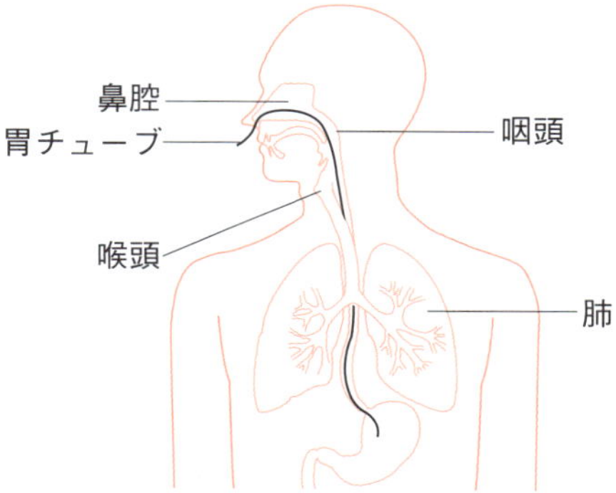

●経管栄養(胃ろう)

胃ろうは、人為的に皮膚と胃にろう孔をつくり、チューブを留置して、水分・栄養物を注入する方法です。

しくみと目的

胃ろう(経皮内視鏡的胃ろう造設術：PEG)の造設は、局所麻酔による内視鏡下で行います。鼻腔栄養のようなチューブの自己抜去、不快感、胃液の食道逆流などの問題が解消でき、長期の使用が可能です。

注意点

- 栄養物の逆流を防ぐために、経管流動食の注入は半座位か座位で行います。終了後もしばらく(30分~1時間)はこの姿勢を保持します。
- 滴下速度が速すぎると下痢や嘔吐を引き起こすことがあるので注意して観察します。胃ろう周囲からの漏れの有無にも注意します。
- チューブを抜いておくと1日で胃ろうは閉じてしまいます。抜けた場合はすみやかに医師や看護師に連絡します。

胃ろう

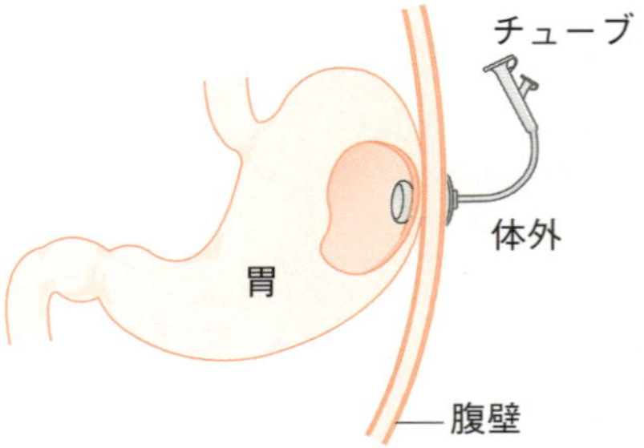

●中心静脈栄養法（IVH）

必要な栄養量が口から摂取できない場合には、静脈に高カロリー輸液を入れて栄養補給します。

しくみと目的

IVHは、中心静脈（おもに鎖骨下静脈）に挿入した管を通じて、アミノ酸やブドウ糖などの高カロリー液を注入して栄養補給する方法です。

注意点

・管の先端は大静脈にあるので、無菌的管理が必要です。感染を起こしやすくなっているので、挿入部位の発赤の有無、固定部分のはがれの観察を丁寧に行います。
・自己抜去に注意します。IVHのルートが切れると、血管内に空気が入ってしまうので気をつけましょう。
・口からの摂取がないので唾液分泌が低下し、口腔内が不潔になります。丁寧な口腔ケアが必要です。

中心静脈栄養法（IVH）

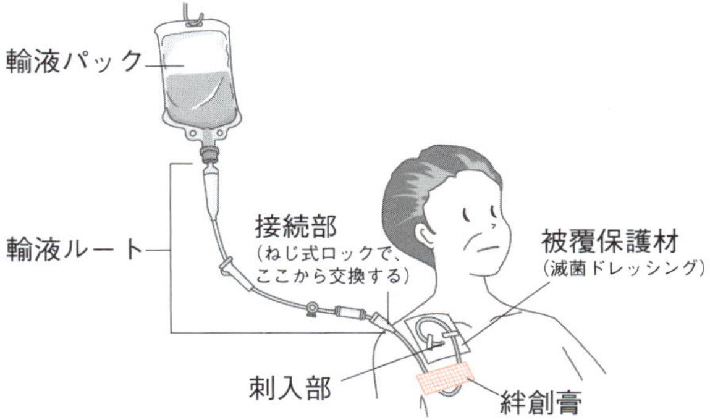

●気管カニューレ

気管カニューレは、おもに人工呼吸器の管理と排痰のために造設します。

しくみと目的

気管カニューレを装着すると、喀痰・分泌物の吸引や人工呼吸管理が容易になりますが、分泌物で汚れやすいので定期的な交換が必要です。また、装着中は発声ができません(スピーチカニューレというバルブをつければ可能)。

注意点

- 発声ができないので、状態観察を丁寧に行い、筆談、ジェスチャーなど、コミュニケーション方法を工夫します。
- 分泌物が粘稠にならないよう、十分な加湿をします。
- カニューレの事故抜去・自己抜去に注意します。
- 感染を起こしやすくなっているので、手を清潔にしてから接するようにします。気管内は原則無菌操作です。

気管カニューレ

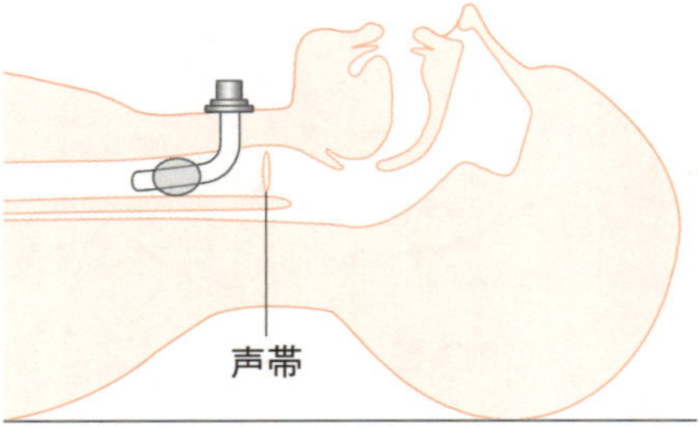

カニューレは抜去を防ぐために、ひもやマジックテープで固定します

●喀痰吸引

自力で痰や唾液などの喀出が困難な場合は、感染や窒息を予防するために口や鼻から吸引を行います。

しくみと目的

吸引は、鼻腔、口腔、咽頭、喉頭、気管支などで行うことができます。

注意点

- 深く入りすぎないように、あらかじめチューブを挿入する長さを決めておきます。
- 挿入するときには圧をかけてはいけません。周囲の粘膜を傷つけるからです。
- 適切な吸引圧・時間を守り、利用者の顔色、呼吸状態を観察しながら吸引します。
- 吸引した痰の性状、色、おおよその量などを観察し、記録・報告します。

介護職が喀痰吸引できる部位

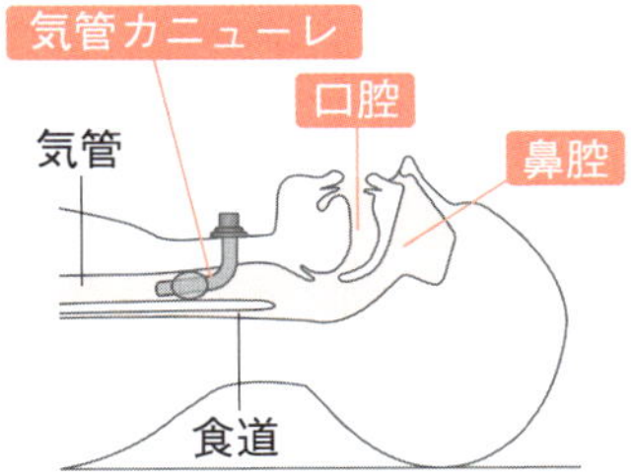

※社会福祉士及び介護福祉士法の改正により、2012年4月以降、研修・認定を受けた介護福祉士には鼻腔内、口腔内、気管カニューレ内の喀痰の吸引を業として行うことが認められました（P.32参照）。

●膀胱留置カテーテル

膀胱留置カテーテルは、自然排尿が困難な場合に、管を膀胱内に留置し、持続的に尿を排出させる方法です。

しくみと目的

膀胱留置カテーテルは、尿を膀胱から直接体外に排出させるものです。自然排尿が困難な場合や手術前後の創傷部の感染予防を目的として用いられます。

カテーテルは天然ゴム、シリコン、プラスチックなどでつくられており、尿が流れ出てくる孔と、抜去防止のためにバルンに滅菌蒸留水を入れる孔があります。

膀胱内にカテーテルを挿入し、尿が流れ出ることを確認した後、滅菌蒸留水を入れてバルンを膨らませ、膀胱からの抜去を防止します。

注意点

・長期に留置することで尿路感染を招きやすくなり、膀胱容量が減少することがあります。留置カテーテルは、あくまで一時的な処置と考えましょう。
・感染予防と管が詰まることを防ぐために、積極的に水分を摂取するようにします。尿量はできるだけ1日1000cc以上に保つようにします。
・蓄尿バッグは、常に膀胱より低い位置に置き、逆流させないようにします。
・留置時、体動で抜けることがあるので注意します。留置しているのに尿が漏れているときは、すぐ医師に連絡します。

膀胱留置カテーテル

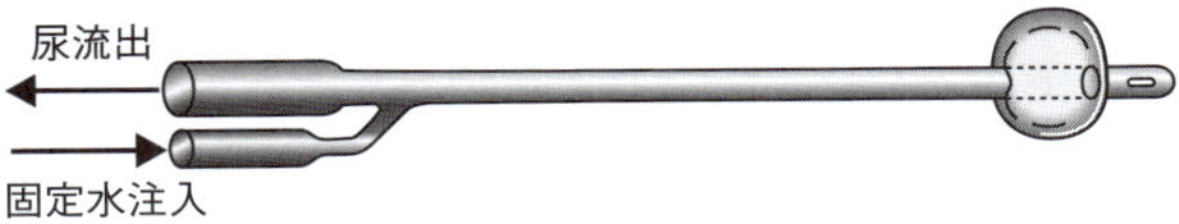

膀胱留置カテーテル(男性)

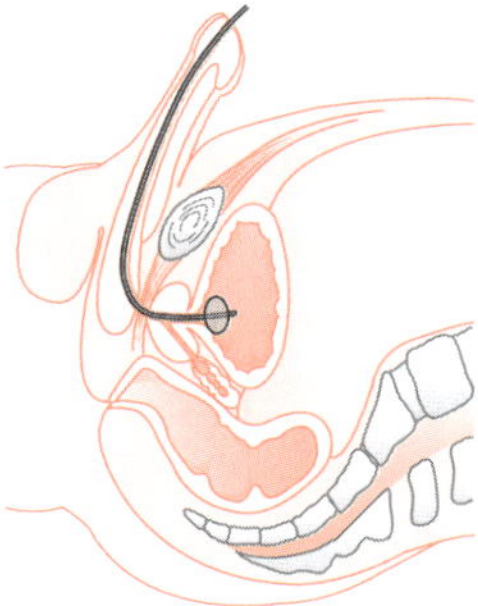

膀胱留置カテーテル(女性)

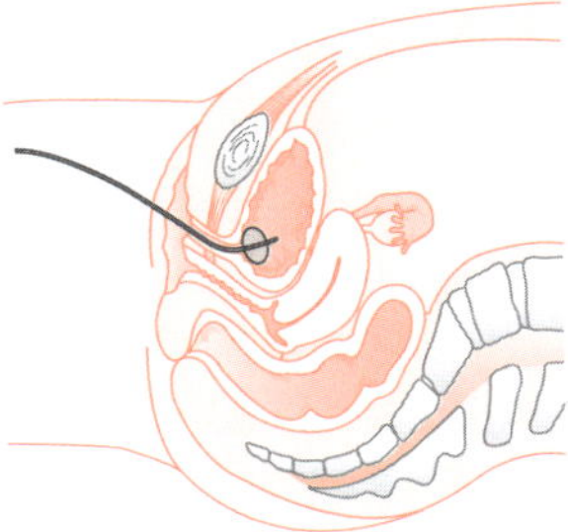

男性と女性では尿道の長さが異なるので、挿入する長さも違うことに注意。男性は下腹部、女性は大腿部にテープで固定するが、スキントラブルを防止するために毎日貼用場所を変えるようにする

Chapter 1

介護職ができる医療行為と役割

介護職が医療的に関わる機会が急増しています。医療行為と医療外行為をきちんと把握しておきましょう。

●介護職の役割

医療的管理が必要な高齢者が、施設や自宅などで生活することが増えています。生活をサポートすることが仕事である介護職も医療と無縁でいるわけにはいきません。

介護職は、利用者のふだんの様子を最もよく知っている職種です。だから、ちょっとおかしいぞという日常における異変にいち早く気づくことができるのです。丁寧に観察し、迅速に医療につなげますが、急変時には医療的な対応をしなければならないこともあります。介護職ができる医療行為・医療外行為を知り、正しい医学的知識を養い、正確に対応できるようにしましょう。

●医療外行為と医療行為

医療外行為とは、一定範囲の行為を「医療行為でないと考えられるもの」として介護職の業務とした行為のことです。ただし、利用者の状態が安定していること、危険が少ないこと、医師の指導の下で行うことなどの条件を満たした場合にのみ行います。

本来、医療行為は医療職が行うもので、介護職は介護を行う専門職であるという基本姿勢を忘れないようにしましょう。

介護職が行うことができる医療外行為

体温測定	水銀体温計・電子体温計により腋下で体温を測定すること。および耳式電子体温計により外耳道で体温を測定すること
血圧測定	自動式血圧測定器により血圧を測定すること
パルスオキシメーターの装着	新生児以外の者であって入院治療の必要がない者に対して、動脈血酸素飽和度を測定するため、パルスオキシメーターを装着すること
切り傷、擦り傷、やけどの処置	軽微な切り傷、擦り傷、やけどなどについて、専門的な判断や技術を必要としない処置をすること(褥瘡のガーゼ交換を含む)
医薬品の使用介助	皮膚への軟膏の塗布(褥瘡処置を除く)／皮膚への湿布の貼付／点眼薬の点眼／一包化された内用薬の内服(舌下錠の使用も含む)／肛門からの座薬の挿入／鼻腔粘膜への薬剤噴霧
爪切り	爪そのものに異常がなく、爪の周囲の皮膚に化膿や炎症がなく、糖尿病などの疾患に伴う専門的な管理が必要でない場合に、その爪を爪切りで切ること、および爪やすりでやすりがけすること
口腔ケア	重度の歯周病がない場合の日常的な口腔内の刷掃・清拭において、歯ブラシや、綿棒または巻き綿子などを用いて、歯、口腔粘膜、舌に付着している汚れを取り除き、清潔にすること
耳垢の除去	耳垢を除去すること(耳垢塞栓の除去を除く)
ストマ処置の介助	ストマ装着のパウチにたまった排泄物を捨てること(肌に接着したパウチの取り替えを除く)
自己導尿の介助	自己導尿を補助するため、カテーテル準備、体位の保持
浣腸	市販のディスポーザブルグリセリン浣腸を用いて行う浣腸

●介護職が行うことができる医療行為

2011年6月に成立した改正介護保険法により、研修を受けた介護職員らが一定の条件下で「痰の吸引」と「経管栄養の管理」を行うことができるようになりました(2012年4月より実施)。

原則、介護職が行えるものは、痰の吸引については、口腔内、鼻腔内、気管カニューレ内、経管栄養については、胃ろう、腸ろう、経鼻経管です。

いずれの場合も、医療職による医学的管理の下に、医療行為としての適切な体制が必要です。

介護職員などによる喀痰吸引などの制度(2012年4月1日より)

			在宅(療養患者・障害者)	特別支援学校(児童生徒)	施設・事業所(高齢者)
対象範囲	痰の吸引	口腔内	○(咽頭の手前までを限度)	○(咽頭の手前までを限度)	○(咽頭の手前までを限度)
		鼻腔内	○	○	○
		気管カニューレ内部	○	○	○
	経管栄養	胃ろう	○(胃ろうの状態確認は看護師)	○(胃ろうの状態確認は看護師)	○(胃ろうの状態確認は看護師)
		腸ろう	○(腸ろうの状態確認は看護師)	○(腸ろうの状態確認は看護師)	○(腸ろうの状態確認は看護師)
		経鼻	○(チューブ挿入状態の確認は看護師)	○(チューブ挿入状態の確認は看護師)	○(チューブ挿入状態の確認は看護師)

Chapter 2

急変対応の基礎知識

急変時に介護者が落ち着いて行動できるために必要な基礎知識を、医療職への連絡、身体の異常・正常の見方を中心に学びます。

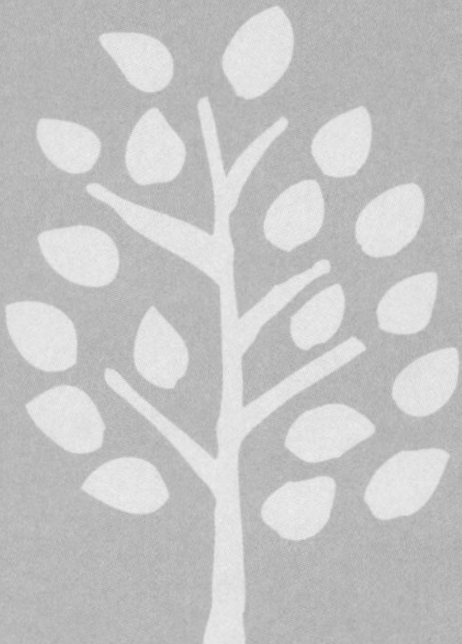

急変時対応の手順と心がまえ

ふだんから急変時を想定して、利用者の基本情報、緊急時の連絡先などを把握しておきましょう。

●手順

①介護者は深呼吸をします。
まず介護者自身が落ち着くことが大切です。

②人を呼びます。利用者のそばにいる人、医療に連絡をとる人など、役割を分担して迅速に行動します。1人で対処しようとしてはいけません。

③バイタルサインを計ります。場合によっては、一次救命処置を行います(P.50参照)。
体温、呼吸、脈拍、血圧などのほか、意識状態を含めた全身状態を観察します。

④急変した本人もパニックに陥りがちです。「大丈夫ですよ」としっかり声をかけてあげましょう。

⑤症状に合わせて苦痛を和らげる体位をとります。たとえば、右ページの体位があります。

●心がまえ

①利用者の日頃の様子を把握しておきます。ふだんの様子を知っているから急変だということもわかるのです。
➡既往歴・現病歴・使用中の薬・ふだんのバイタルサインなど。

②利用者の情報は1つにまとめてわかりやすいところに保管し、急変時にすぐに取り出せるようにしておきます。
➡姓名・生年月日・性別・血液型・保険情報・かかりつけ医(主治医)・既往歴・現病歴・使用中の薬・バイタルサインの記録など。

③連絡・支援体制を確立しておきます。大きく書き出して、電話の横に貼っておくとよいでしょう。
➡医療職への連絡先と連絡方法・家族の連絡先と連絡方法・医療職が来るまでにすることなど。

④緊急時に使用する物品の保管場所を決めておきます。1か所にまとめて保管し、内容・使い方などをシンプルな言葉で大きく書いて貼っておきます。いつでも使えるようこまめに点検し、補充しておきます。

⑤正確な医学知識を持つことを心がけます。
正しい知識を持つことで、パニックになることなく対処でき、全体の見通しを持つことができます。

状態に応じた体位

●呼吸困難時

セミファウラー位

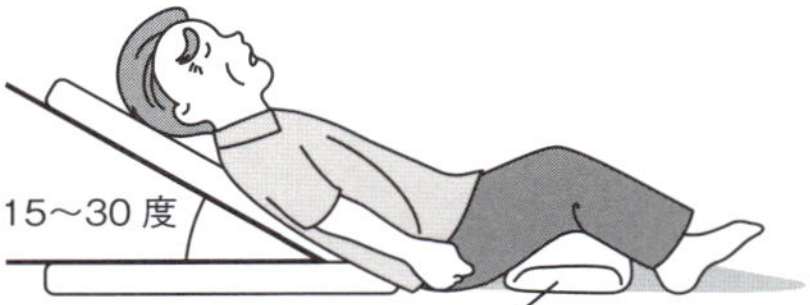

●喘息発作時

座位

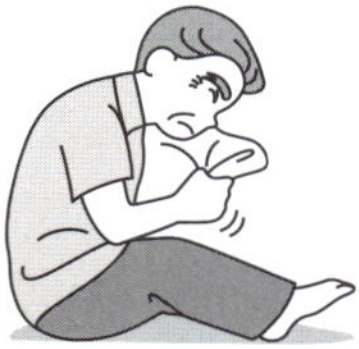

Chapter 2

バイタルサインの確認

生命に関する最も基礎的な身体情報です。ふだんの値と比較することで正常・異常を判断します。

●体温(Body Temperature＝BT)

体温とは身体内部の温度のことです。腋の下、口腔、外耳道、直腸内で測定することができますが、一般的には、腋の下で測ります。日内変動や個人差があるものなので、その人の平熱を把握しておくこと、測定時刻も併せて記録することが大事です。

①測定方法

- 体温計の先端を腋窩に45°の角度で挿入します。
- 腋をしめ、体温計を押さえます。意識がない人、やせていて腋窩に隙間ができる人には、介護者が腋の下を押さえて体温計がずれないようにします。
- 水銀体温計は、腋の下では10分以上測定すると正確です。電子体温計はその器具の説明書に従います。

②測定時のポイント

- 発汗があるときは、必ずふきとり腋の下を乾燥させてから測定します。
- マヒがある場合は、非マヒ側で測定します。

③正常と異常の目安

体温の正常値は、おおむね35.5～37℃です（個人差あり)。平熱+1℃以上の上昇を発熱といいます。

体温の測定方法

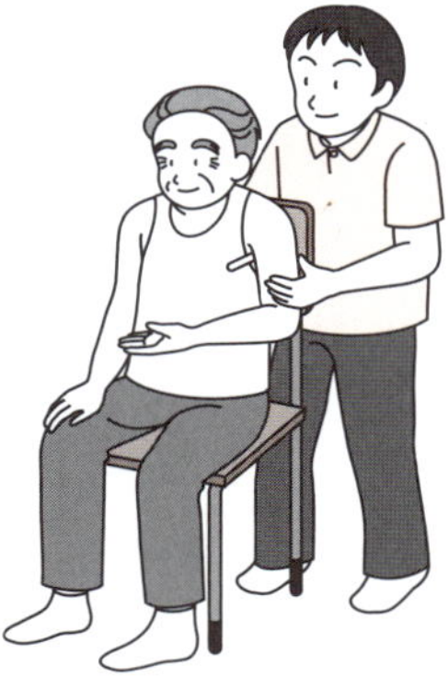

腋をしめて体温計がはずれないようにする。意識がない人、腋窩に隙間ができる人は介護者が押さえてはずれないようにする

●脈拍(Pulse=P)

脈拍は心臓の拍動をあらわしています。手首の内側の親指側(橈骨動脈)、こめかみ、首の両側など皮下の浅いところを走っている動脈で測定することができます。一般的には橈骨動脈で測定します。急激に状態が悪くなり、橈骨動脈で触れない場合は他の動脈で測定します。

①測定方法(橈骨動脈で測定)

・人差し指、中指、薬指を橈骨動脈に軽く当て、親指で裏側から支えて測定します。

・測定時間は1分間です。

②測定時のポイント

・脈拍は、精神状態の影響を強く受けます。緊張したり興奮している場合の測定は避けるとともに、運動・入浴・食事直後にも多めに出るので注意します。
- 数だけでなく、リズム・強さなども併せて観察します。

③正常と異常の目安

- 正常な脈は、60～100回／分で、規則正しいリズムを打っています。
- 100回／分以上を頻脈、60回／分以下を徐脈といいます。リズムが乱れているものを不整脈といいます。
- 一般に、女性は男性より多めです。また、午前中より午後のほうが多くなります。

脈拍触知が可能な部位と測定方法

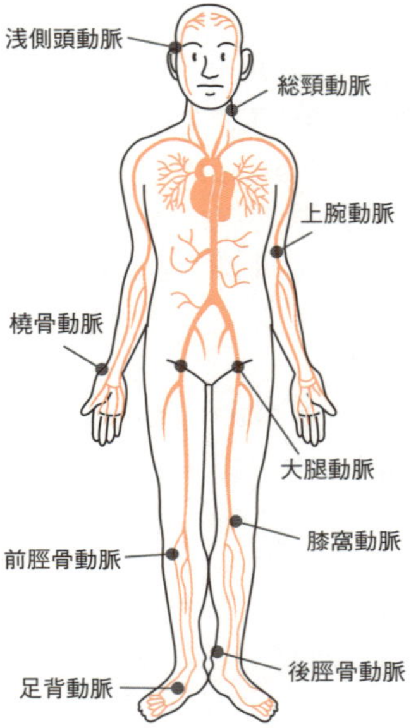

●測定の仕方（橈骨動脈）

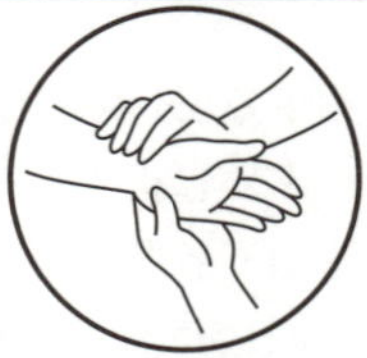

指は垂直に立てると圧迫が強すぎて感知しにくいため指腹で測定する

Chapter 2

●血圧(Blood Pressure＝BP)

血圧とは、心臓から排出された血液が血管の壁を押す力のことで、最も血管内の圧力が上昇したときの値を最高血圧(収縮期圧)、最も低いときの値を最低血圧(拡張期圧)といいます。上腕部か手首で測定する方法が一般的です。

①測定方法

血圧の測定機器は、いろいろなものが出ていますが、ここでは上腕部で電子血圧計を使用する場合を紹介します。

- ・心臓と測定する腕の位置の高さを同じにします。
- ・手の平を上に向けた状態で、マンシェットを肘関節の内側から1～2cm上に巻きます。
- ・指が1～2本入る程度のゆるさで巻き、電子血圧計のスイッチを入れます。

②測定時のポイント

- ・マヒがある場合は、非マヒ側で測定します。
- ・血圧は時間帯、精神状態、温度などの影響を受けて、常に変動しており、特に精神的な緊張・興奮での変動が著明です。リラックスした状態で測定できるよう環境を整えます。

③正常と異常の目安

- ・正常な血圧は、高齢者は最高血圧100～140mmHg／最低血圧60～90mmHgです。

緊急時には以下の動脈を触れることで、おおよその血圧がわかります。

頸動脈で触知できる……最高血圧60mmHg以上
大腿動脈で触知できる……最高血圧70mmHg以上
橈骨動脈で触知できる……最高血圧80mmHg以上

成人の血圧値の分類

分類	収縮期血圧		拡張期血圧
至適血圧	＜120	かつ	＜80
正常血圧	＜130	かつ	＜85
正常高値血圧	130～139	または	85～89
Ⅰ度高血圧	140～159	または	90～99
Ⅱ度高血圧	160～179	または	100～109
Ⅲ度高血圧	≧180	または	≧110
(孤立性)収縮期高血圧	≧140	かつ	＜90

『高血圧治療ガイドライン2009』より

(至適血圧：最もよい状態の血圧、Ⅰ度：軽症、Ⅱ度：中等症、Ⅲ度：重症、収縮期高血圧：拡張期血圧は正常だが、収縮期血圧が高い状態。動脈硬化が進んだ高齢者に多く見られる)

●呼吸(Respiration＝R)

呼吸とは酸素を肺に取り込み、二酸化炭素を排出することです。呼吸は他のバイタルサインのように健康チェックのために測定することはあまりありません。呼吸測定が必要となるのは、状態が急変したときや呼吸困難が起こった場合です。急変時には、回数だけでなく、深さなど、呼吸の質を見ることも大切です。

①測定方法

・測定していることを気づかれないように、胸郭や鎖骨の動きを見て測定します。
・測定時間は1分間です。

②測定時のポイント

- 呼吸は、意識的に数や深さを変えることができるので、測定は脈を測るふりをして行うなど、自然な状態で観察できるよう配慮します。
- 目で測定できないときは、耳を近付け息遣いや呼吸音を確認します。
- 呼吸の回数だけでなく、深さ、呼吸音、姿勢なども観察します。

③正常と異常の目安

- 正常な呼吸数は15～20回／分です。
  10秒以上の停止があるときを無呼吸、12回以下／分を徐呼吸、24回以上／分を頻呼吸といいます。

異常な呼吸(P.89参照)

チェーン・ストークス呼吸	無呼吸と過呼吸が交互に現れる。脳卒中、脳腫瘍、尿毒症などで出現する
ビオー呼吸	無呼吸から突然に小さな頻回の呼吸になり、速さ・深さ・リズムが不規則な呼吸。脳疾患などで出現する
クスマウル大呼吸	呼吸数は少なく、深い大きな呼吸。糖尿病性昏睡、尿毒症など
喘鳴	ヒューヒュー、ゼーゼーという雑音を呈する呼吸のこと。痰がからんだり、気道の一部狭窄、不完全閉塞などで出現する
鼻翼呼吸	少しでも多くの空気を取り入れるために息を吸うとき、小鼻が開くような息づかいをする呼吸。喘息などで出現する
下顎呼吸	下顎を動かし、少しでも多く空気を吸おうとする呼吸。死の直前に見られる

Chapter 2

救急車の呼び方・伝えるべき事柄

まず深呼吸して、行動に移ります。119番通報マニュアルを作成し、目立つところに貼っておきましょう。

●手順

①119番通報をする前に以下のことを確認し、メモしておきます。

- 年齢
- 性別
- 症状
- 氏名
- 住所・TEL
- 目印

②119番にTELします。
消防とのやりとりは右ページのマニュアルに従って行われますので、基本的な事柄を頭に入れておきます。

③携帯電話では住所の特定が遅れてしまうので、できるだけ固定電話から通報します。携帯電話も併せて知らせ、電源を切らず、すぐに出られるようにしておきます。

④呼吸が確認できない場合は、消防が来るまでに、胸骨圧迫、AED作動などの救急救命処置を繰り返し行います。呼吸が確認できたときには、無理に動かさず回復体位で待ちます。

119番通報マニュアル

119 をダイヤル

↓

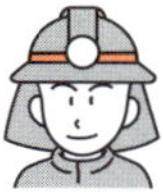

「消防です。火事ですか？ 救急ですか？」

↓

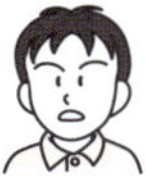

「救急です」

↓

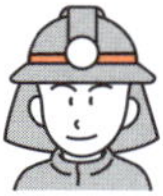

「どうしましたか？」

↓

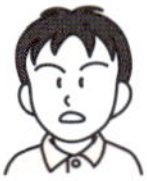

「●歳の男（女）性が●●の状態です」
（意識がありませんなど、具体的に伝えます）

↓

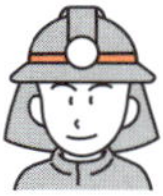

「住所はどちらですか？」

↓

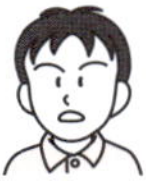

「●町●番地です」
（住所・名前・目印を伝えます）

↓

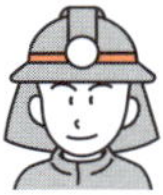

「電話番号を教えてください」

↓

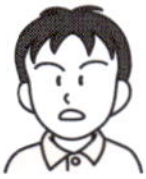

「●●です」

Chapter 2

止血法

止血は直接圧迫止血法が基本です。止血帯法は直接圧迫で止血できないときにのみ行います。

●出血性ショックに注意！

ドクドク吹き出す出血は、動脈からの出血の可能性があります。体内の血液の20%が急速に失われると、「出血性ショック」に陥ります。ただちに止血します。

出血性ショックの症状(P.148参照)

・眼がうつろになり、無表情になる。
・顔色は蒼白で冷汗をかいている。
・脈拍は弱く速い。呼吸は不規則で浅く速い。
・口渇や吐き気がある。
・唇は紫色か白っぽい。皮膚は青白く、冷たくなる。

●止血時の注意

・感染防止のため、血液に直に触れてはいけません。ビニールかゴムの手袋を着用します。血液が付着した場合は、石けんと流水で洗い流します。
・傷口に当てているガーゼなどに血液がにじんできた場合は、ガーゼを交換するのではなく、上から新しいガーゼを乗せていきます。
・止血手当てを行った部位は原則として心臓より高く保ちます。
・傷口に枝や刃物、釘などが刺さっている場合は抜かないで受診します。刺さったものが出血を抑える栓の役目をしていることがあるからです。

●直接圧迫止血法

きれいなガーゼやハンカチ、布切れなどを直接当て、その上から手や三角巾などで圧迫して止血する方法です。片手で圧迫しても止血できないときは、両手で圧迫します。出血部位が広いときは、出血点がずれないように気をつけます。

●止血帯法(間接圧迫止血法)

手や足の出血で、直接圧迫止血法では止血が困難な場合に行います。出血部位から中枢側(心臓寄り)のところの上腕か大腿部を止血帯(幅広の三角巾・包帯など)で強くしばります。30分に一度ゆるめて、またしばることを繰り返します。止血開始時刻を記録しておきます。

止血法

直接圧迫止血法

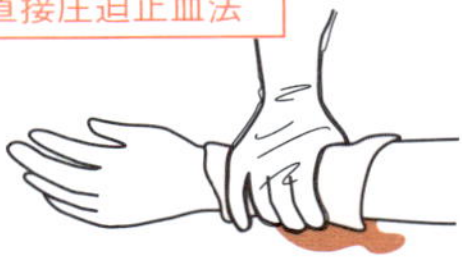

手袋がない場合はビニール袋などで代用する

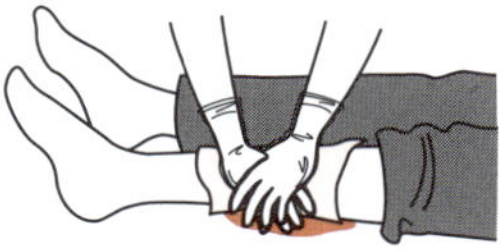

片手で圧迫しても出血が止まらないときは両手で行う

止血帯法

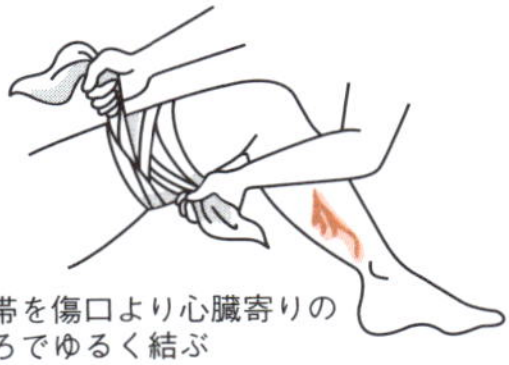

①止血帯を傷口より心臓寄りのところでゆるく結ぶ

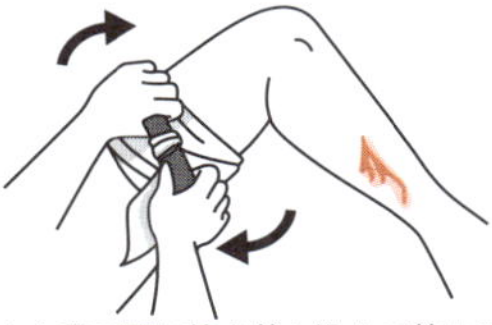

②止血帯の間に棒を差し込んで静かに回し、棒が動かないように固定する

移動の仕方

移動は、あれば担架やストレッチャーで、なければ毛布や手で、できるだけ頭部を動かさずに行います。

●担架・毛布で運ぶ場合

①担架や毛布に対象者を乗せ、対象者の頭と身体が水平になるようにして静かに運びます。

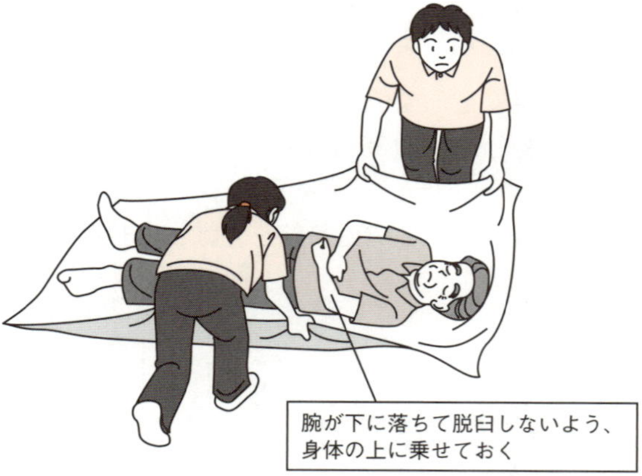
腕が下に落ちて脱臼しないよう、
身体の上に乗せておく

●組み手で運ぶ場合

①2人が向き合い、右手で自分の左手首を握り、左手で相手の右手首を握ります。

②組んだ手の上に対象者を座らせ、両手を介助者2人の首に回してもらい、横歩きで移動します。

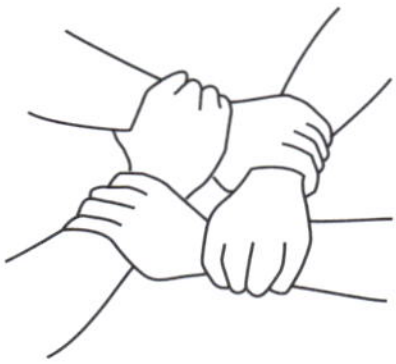

2人が向き合い、右手で自分の左手首を握り、左手で相手の右手首を握る

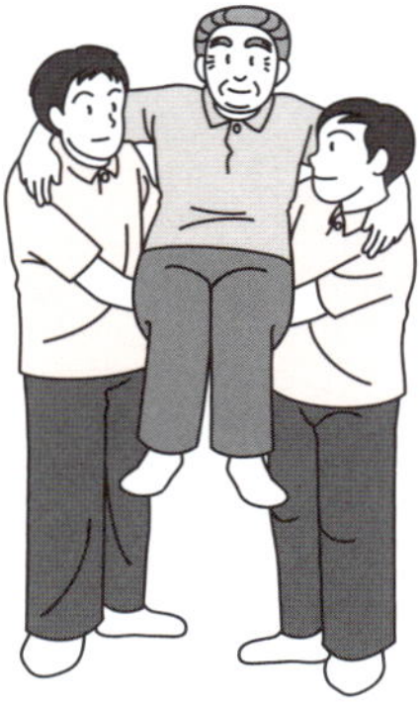

●2人で抱いて運ぶ場合

①対象者の胸と腰の間にひざまずき、対象者の身体の下から手を差し入れ、1人は肩と頭、背中を、もう1人は腰と脚を支えます。

②支える2人は同じタイミングで立ち上がり、対象者の身体を引き寄せて、同じ歩幅で対象者に動きが伝わらないように配慮しつつ運びます。

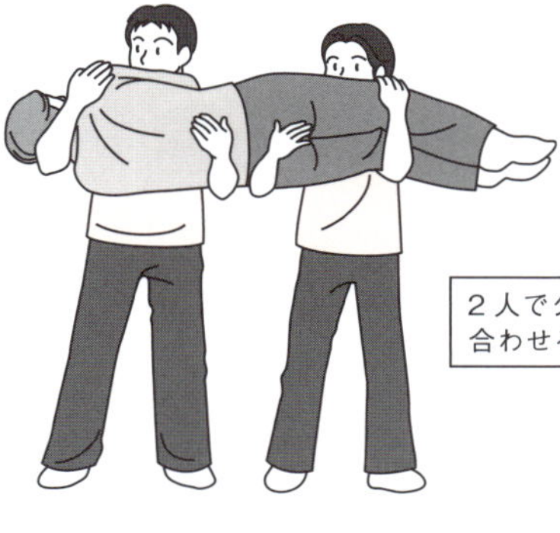

2人でタイミングを合わせるのがコツ

●1人で運ぶ場合

①背部から対象者を抱え、後ろに移動させる方法です。対象者のお尻をつり上げるようにして、移動させます。

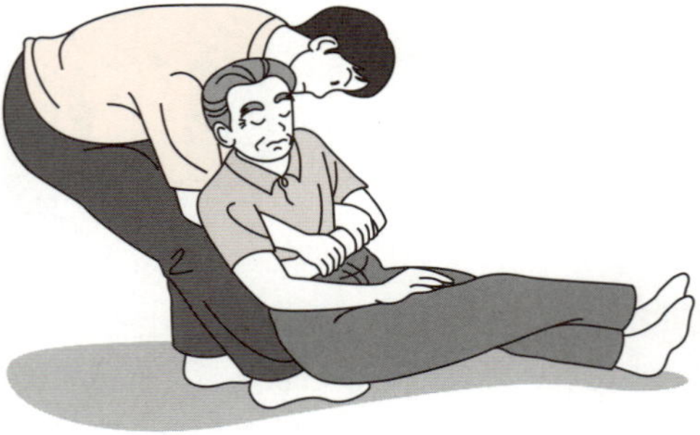

①対象者を背負って運びます。対象者の両腕を交差、または平行にして、介助者は対象者の両手を持って運びます。小児や小柄な人の場合は、横抱きのほうが運びやすくなります。

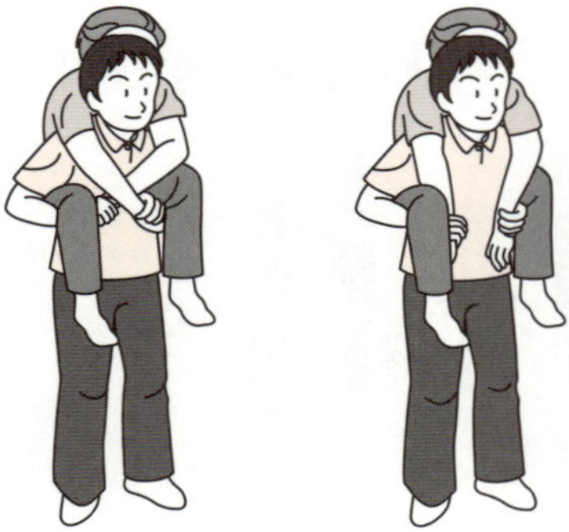

Chapter 3

救急処置と蘇生法

介護者の判断と行動が対象者の生命まで左右します。胸骨圧迫法やAEDの使い方など、救急処置に関する知識と技術を身につけておきましょう。

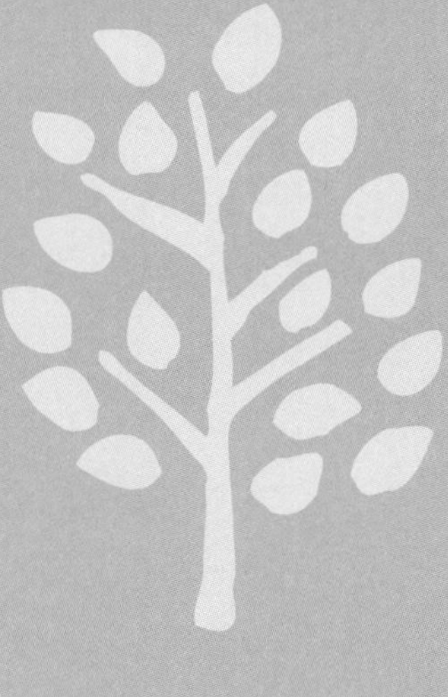

救命処置の流れ

Chapter 3

一刻を争う場面で重要なのは、落ち着いて緊急度や重症度を的確に判断することと、迅速な行動です。

●手順

①肩を叩きながら呼びかけて反応を見ます。

②大声で人を呼びます。救命対象者のそばにいる人、119番に通報する人、AEDを探す人など、役割を分担して迅速に行動します。1人で対処しようとしてはいけません。

③呼吸を確認します。

⇒呼吸の確認ができたら⇒回復体位(P.53参照)で様子を見ます。

⇒呼吸をしていなければ、④以下の対応を続けます。

④胸骨圧迫を行います。

⑤訓練を受けている人は気道確保、受けていない人は省略。

⑥AEDを施行します。

呼吸の確認

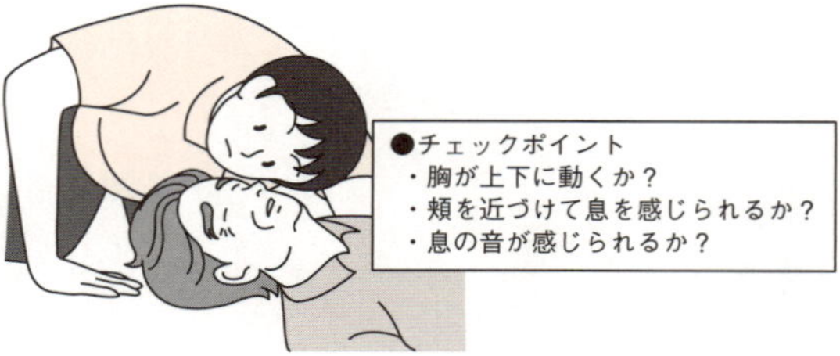
●チェックポイント
・胸が上下に動くか？
・頬を近づけて息を感じられるか？
・息の音が感じられるか？

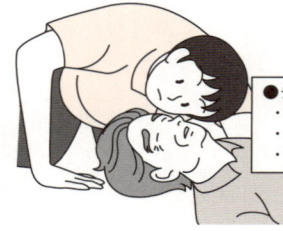

一次救命処置の流れ

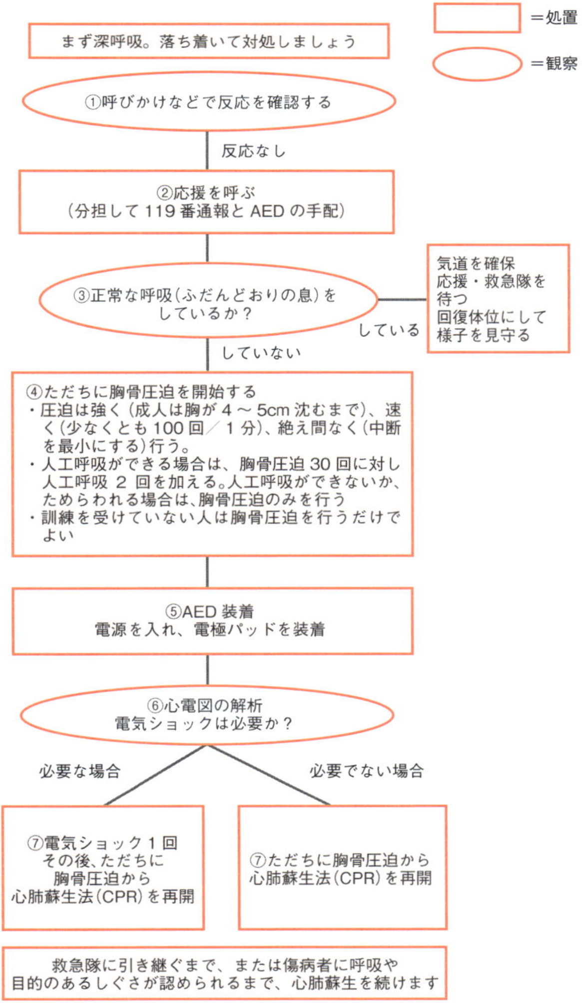

＝処置
＝観察
まず深呼吸。落ち着いて対処しましょう
①呼びかけなどで反応を確認する
反応なし
②応援を呼ぶ
（分担して 119 番通報と AED の手配）
③正常な呼吸（ふだんどおりの息）をしているか？
している
気道を確保
応援・救急隊を待つ
回復体位にして様子を見守る
していない
④ただちに胸骨圧迫を開始する
・圧迫は強く（成人は胸が 4 〜 5cm 沈むまで）、速く（少なくとも 100 回／ 1 分）、絶え間なく（中断を最小にする）行う。
・人工呼吸ができる場合は、胸骨圧迫 30 回に対し人工呼吸 2 回を加える。人工呼吸ができないか、ためらわれる場合は、胸骨圧迫のみを行う
・訓練を受けていない人は胸骨圧迫を行うだけでよい
⑤AED 装着
電源を入れ、電極パッドを装着
⑥心電図の解析
電気ショックは必要か？
必要な場合
必要でない場合
⑦電気ショック 1 回
その後、ただちに
胸骨圧迫から
心肺蘇生法（CPR）を再開
⑦ただちに胸骨圧迫から
心肺蘇生法（CPR）を再開
救急隊に引き継ぐまで、または傷病者に呼吸や目的のあるしぐさが認められるまで、心肺蘇生を続けます

参考：『JRC（日本語版）ガイドライン 2010』

急変時の体位

症状に応じて苦痛を和らげる体位、とってはいけない体位を知り、急変時に役立てましょう。

●意識がないとき

衣服をゆるめ、ゆっくりと横向きに寝かせます。上側の脚を曲げ、下側の脚を伸ばして身体を安定させます。可能であれば、顎の下に手を入れて頸部を安定させ、気道を確保します。回復体位(昏睡体位)と呼ばれる体位です(イラスト①)。仰向けにしてはいけません。

●腹痛があるとき

膝を曲げ、腹部の緊張をとる体位(P.103参照)をとります。横向きになって膝を曲げる姿勢もいいでしょう。

●心不全・呼吸困難があるとき

上半身を高めにした(15 ～ 30度)セミファウラー位(イラスト②)をとります。膝の下に枕を入れてもいいでしょう。

●出血しているとき

原則として、出血部位を心臓より高くし、傷口をガーゼなどで強く圧迫し止血します。

●脳貧血・ショック状態にあるとき

足側を高くした姿勢にします（イラスト③）。座位やベッドをギャッチアップしてはいけません。脳への血流が悪くなるからです。

急変時の体位

①回復体位（昏睡体位）

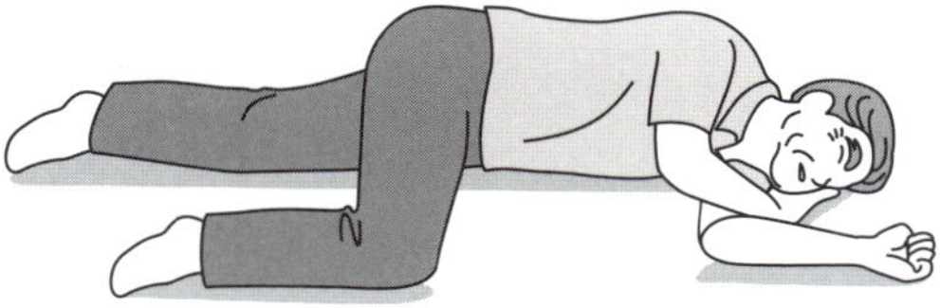

②セミファウラー位

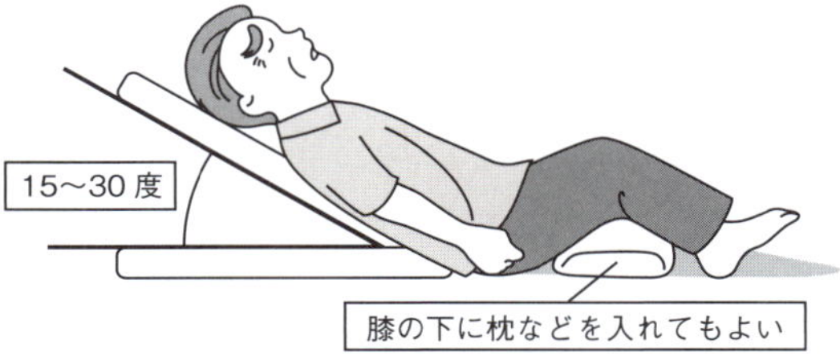
15～30 度
膝の下に枕などを入れてもよい

③ショック体位

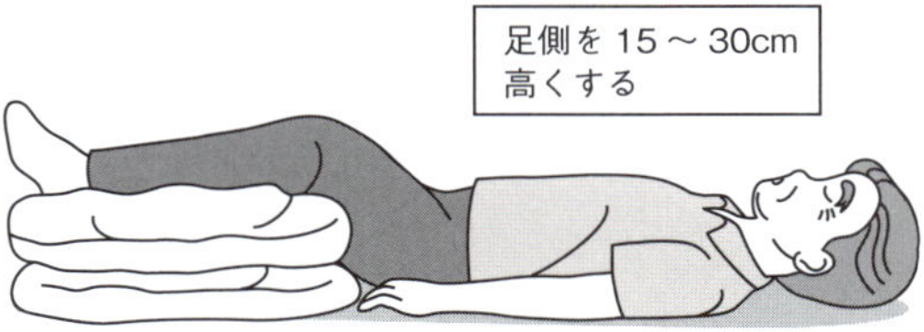
足側を 15 ～ 30cm
高くする

気道の確保と心肺蘇生

呼吸が確認できれば気道を確保し、確認できないときにはただちに胸骨圧迫をして応援・救急隊を待ちます。

●呼吸の確保

気道を確保した状態で、自分の頬を対象者の口・鼻に近づけ、正常な呼吸をしているかを確かめます。

・見て⇒胸や腹部の上がり下がりを見る。

・聞いて⇒息の音を聞く。

・感じて⇒頬で息を感じる。

呼吸の確認

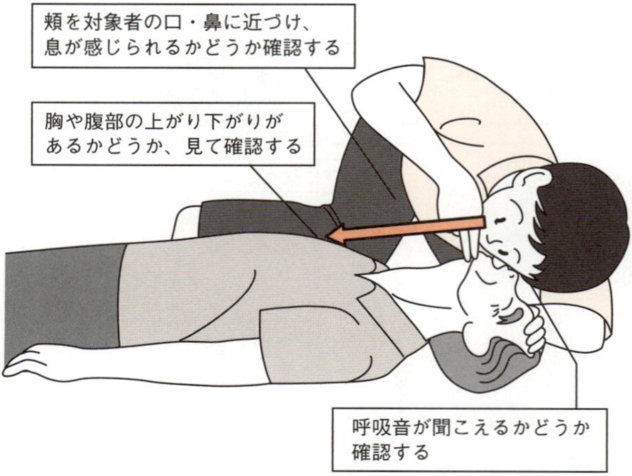
頬を対象者の口・鼻に近づけ、
息が感じられるかどうか確認する
胸や腹部の上がり下がりがあるかどうか、見て確認する
呼吸音が聞こえるかどうか確認する

呼吸の確認ができれば、以下の要領で気道を確保し、応援・救急隊を待ちます。ふだんどおりの呼吸であれば、回復体位をとらせます。

呼吸の確認ができないときには、すぐ胸骨圧迫(P.56)に入ります。気道の確保は必要ありません。

●気道の確保

対象者ののどの奥を広げることで、空気が肺に入りやすくなるようにする処置です。片手を額に当て、もう一方の手の人差し指と中指の2本を顎の先端に当て、対象者の頭をのけぞらせます。このとき、介護者の指で対象者の下顎の柔らかい部分を圧迫しないように気をつけてください。

気道の確保の仕方

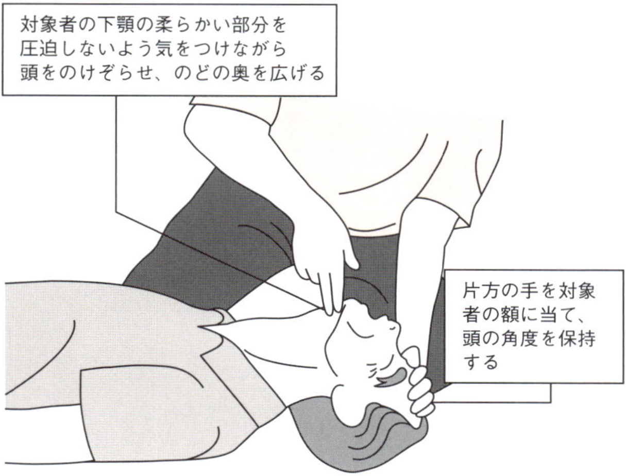

●胸骨圧迫(心臓マッサージ)

胸骨圧迫は、動かない心臓に代わって全身の臓器に血液を送り込み、臓器が酸素不足ではたらかなくなってしまうのを防ぐ重要な救命方法です。

対象者の胸の真ん中に両手を重ねて置きます。両手の指を互いに組むと、より力が集中します。

肘を伸ばしたまま真上から強く(胸が5cm程度沈むまで)押します。押した後には瞬時にその力をゆるめますが、手が胸の真ん中から離れないよう、ずれないようにします。

1分間に100回の速いテンポで30回連続して絶え間なく圧迫し、圧迫と圧迫の間(圧迫をゆるめるとき)は、胸がしっかり戻るまで十分に圧迫を解除します。

胸骨圧迫部位

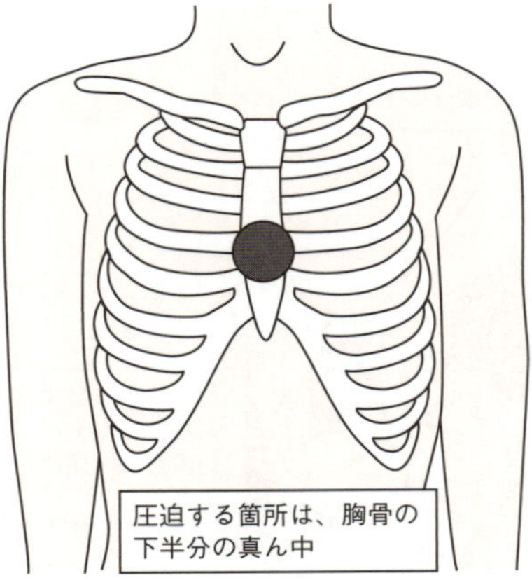

胸骨圧迫の方法

●両手の置き方

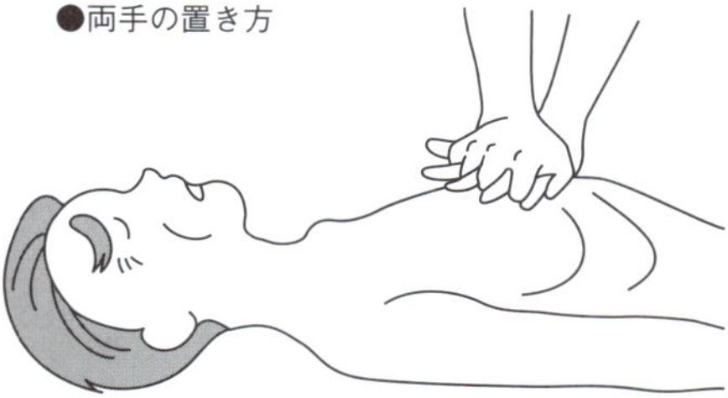

●指の組み方

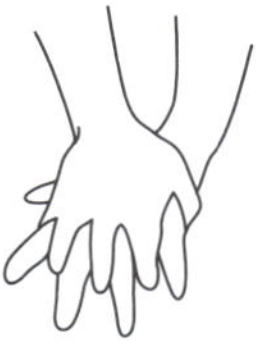

胸骨の下半分に手のひらの根元部分を当て、もう一方の手のひらを重ねる

●正しい胸骨圧迫姿勢

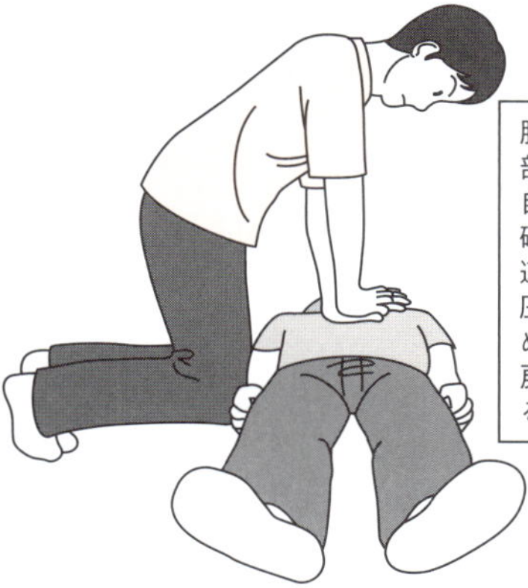

肘をまっすぐに伸ばし、圧迫部位に乗せた手の真上に腕と自分の身体が来ていることを確かめて胸の真ん中を強く、速く、絶え間なく圧迫する。圧迫と圧迫の間（圧迫をゆるめるとき）は、胸がしっかり戻るまで十分に圧迫を解除する

胸骨圧迫は体力を消耗する行為。効率よく胸骨圧迫を行うために正しい姿勢をとろう

こんな姿勢は×

腕が曲がっていたり、斜めになっていると、十分に力を加えることができません

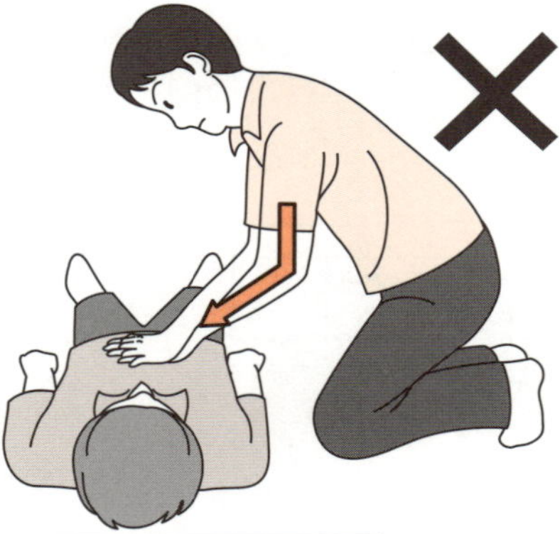

肘を曲げて圧迫している

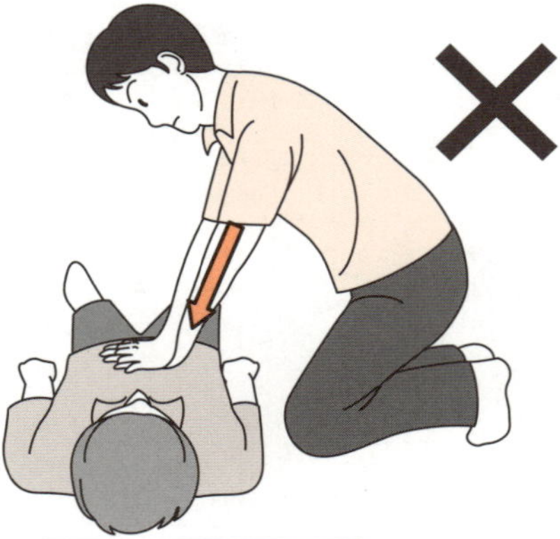

対象者に対して、
身体が斜めになっている

●胸骨圧迫と人工呼吸を繰り返す

救急隊(医療職)に引き継ぐまで、胸骨圧迫を30回行った後、人工呼吸を2回行うこと(30：2のサイクル)を絶え間なく繰り返します。胸骨圧迫時に肋骨を骨折することがありますが、気にしないで圧迫を続けます。

体力を消耗するので、2分間(5サイクル)を目安に交代しながら絶え間なく続けます。

中止するのは、①対象者がうめき声を出したり、ふだんどおりの息をし始めたとき、②救急隊に心肺蘇生を引き継いだときです。

胸骨圧迫と人工呼吸を繰り返す

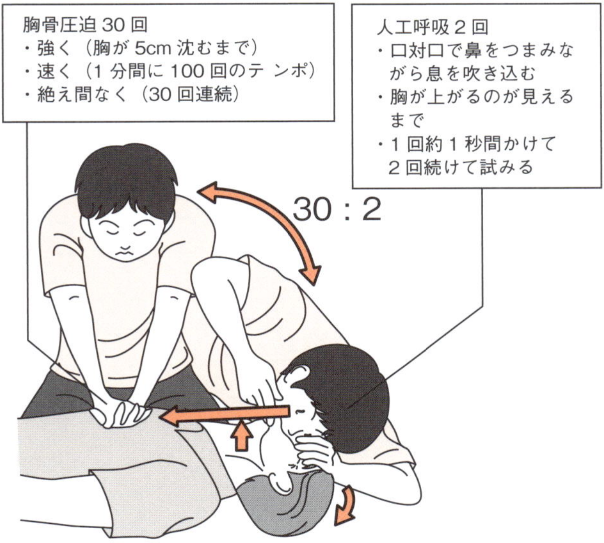
胸骨圧迫 30 回
・強く（胸が 5cm 沈むまで）
・速く（1 分間に 100 回のテンポ）
・絶え間なく（30 回連続）
人工呼吸 2 回
・口対口で鼻をつまみながら息を吹き込む
・胸が上がるのが見えるまで
・1 回約 1 秒間かけて 2 回続けて試みる
30：2

胸骨圧迫を 30 回行ったら、人工呼吸を 2 回行う。

AEDの使い方

AEDには何種類かありますが、どの機種も同じ手順で使えるように設計されています。

●AEDとは

AEDとは自動体外式除細動器のことで、心室細動を起こした人に電気ショックを与えて正常なリズムに戻すための医療機器です。心肺蘇生を行っている途中でも、AEDが届いたらすぐにAEDを使う準備を始めます。

AEDの電源を入れると、音声メッセージとランプで、実施すべきことを指示してくれますので、落ち着いてその指示に従います。

心室細動とは

心室細動とは、心臓の細胞がそれぞれ不規則に細かく興奮し、震えている状態のことです。心臓から血液の拍出がなく、事実上心臓が止まっているのと同じ状態です。

AEDの例

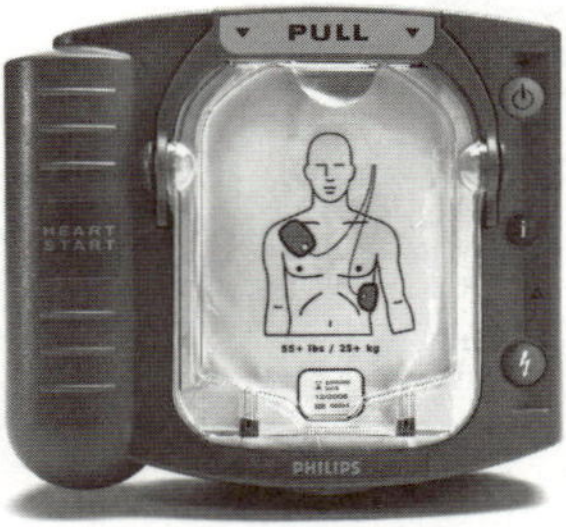

ハートスタートHS1(フクダ電子株式会社)

●AEDの使用手順

①AEDを対象者の頭の横に置き、ケースから本体を取り出します。

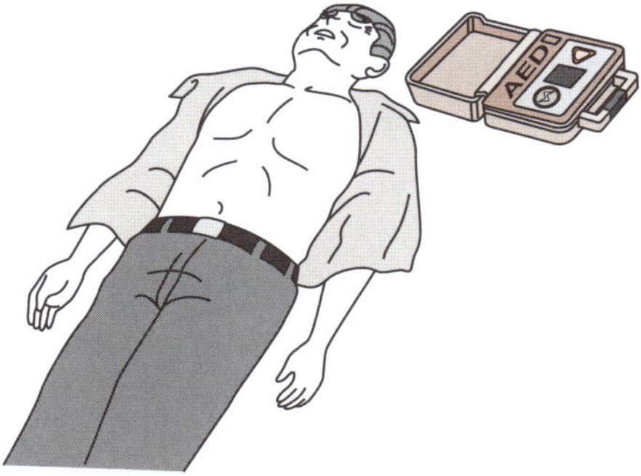

②AEDのふたを開け、電源ボタンを押します。
ふたを開けると自動的に電源が入る機種もあります。音声ガイドとランプに従って操作します。

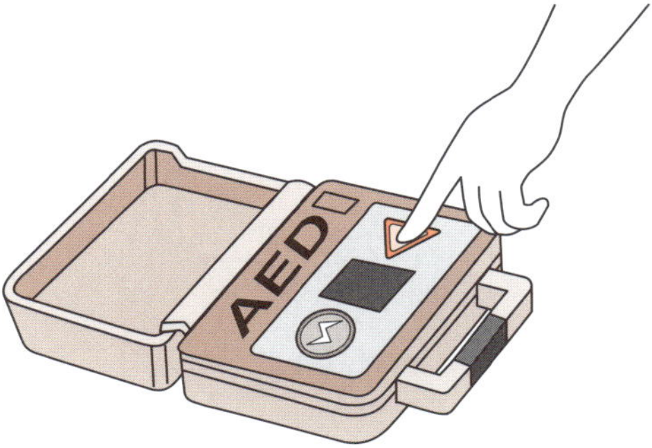

③電極パッドを貼ります。

対象者の衣服を取り除き、胸をはだけます。電極パッドの袋を開封し、電極パッドをシールからはがし、粘着面を利用者の胸部にしっかりと貼り付けます。貼り付ける位置は電極パッドに絵で示されているので、それに従います。

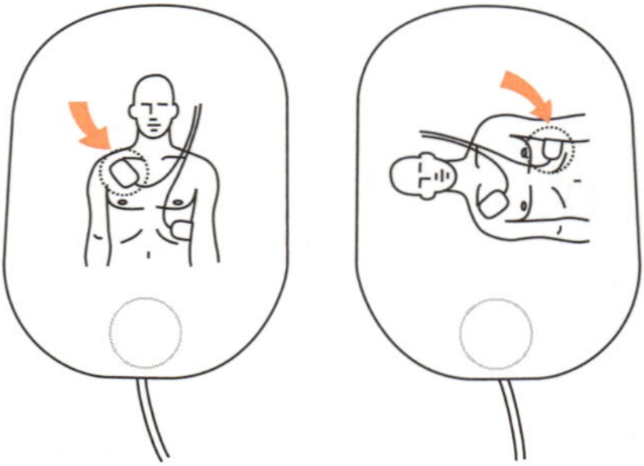

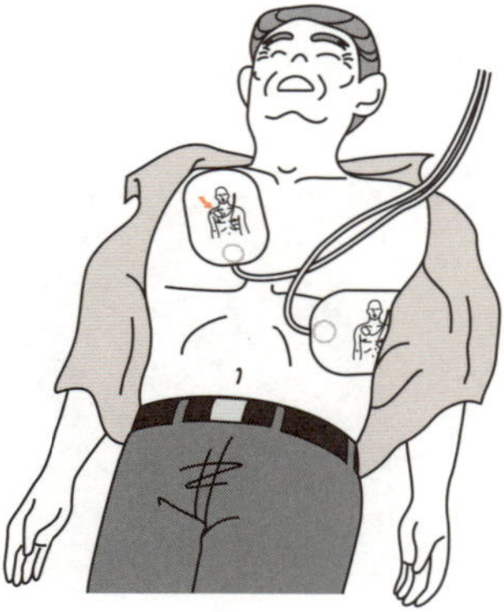

電極パッドを貼るときのポイント

- 電極パッドは、右胸部(右鎖骨の下で胸骨の右)、および左側胸部(腋の5～8cm下)の位置に貼り付けます。電極パッドを貼り付ける際にも、できるだけ胸骨圧迫を継続します。
- 電極パッドは、肌との間にすき間をつくらないように、しっかりと貼り付けます。アクセサリーなどの上から貼らないように注意します。
- 成人用と小児用の2種類のパッドが入っていることがありますが、成人(約8歳以上)に小児用の電極パッドを使用してはいけません。

④電極パッドを貼り付けると「身体に触れないでください」などという音声メッセージが流れてきます。そして、自動的に心電図の解析が始まります(解析を始めるためにボタンを押す必要がある機種もあります)。
心電図の解析の妨げにならないように、周囲の人は対象者から離れ、身体に触れないようにします。

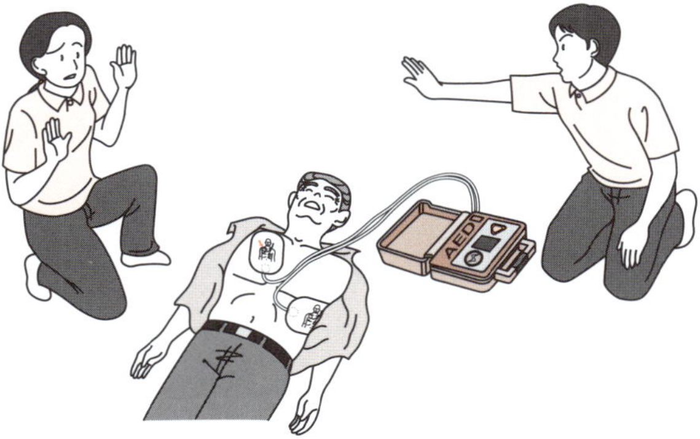

⑤解析の結果、AEDが電気ショックを加える必要があると判断すると、「ショックが必要です」などのメッセージが流れ、自動的に充電が始まります。充電には数秒かかります。
充電が完了すると、「ショックボタンを押してください」などの音声メッセージが出て、ショックボタンが点灯し、充電完了の連続音が出ます。
充電完了を確認したら、「ショックします。みんな離れて！」と大声で周囲の者に呼びかけ、誰も対象者に触れていないことを確認して、ショックボタンを押します。

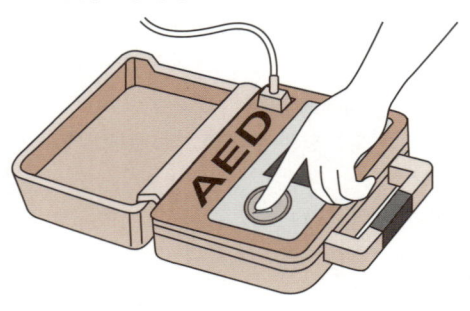

電気ショックのポイント

- ショックボタンを押す際には、必ず自分が対象者から離れ、さらに誰も対象者に触れていないことを確認します。
- 電気ショックが加わると、対象者の腕や全身の筋肉が一瞬けいれんしたようにピクッと動きます。

⑥電気ショックが完了すると「ただちに胸骨圧迫（心臓マッサージ）を開始してください」などの音声メッセージが流れますので、ただちに、心肺蘇生（胸骨圧迫）を開始します。胸骨圧迫30回、人工呼吸2回の組み合わせを続けます（胸骨圧迫についてはP.56参照）。

⑦心肺蘇生を再開して2分（胸骨圧迫30回と人工呼吸2回の組み合わせを5サイクル施行）経ったら、AEDが再び自動的に心電図の解析を行います。

音声メッセージに従って対象者から手を離し、周囲の人も対象者から離れます。

以後は、④心電図の解析、⑤電気ショック、⑥心肺蘇生を、約2分間おきに繰り返します。

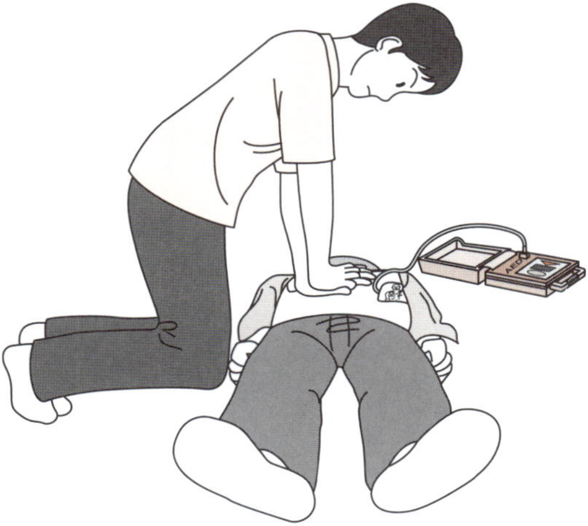

AEDの音声メッセージに従い、ただちに胸骨圧迫（心臓マッサージ）を再開する

Column 救命処置における人工呼吸の扱いについて

心臓が止まってしまうような重大な事故は、いつでもどこでも発生する可能性があります。心肺蘇生などの救命処置をしなかった場合、心臓停止後3分、呼吸停止後10分で50％の人が死亡すると言われています。

心停止や窒息など、生命の存続が危ぶまれる危機的状況においては、早期発見・早期通報とともに、循環と呼吸をサポートする一次救命処置が何よりも重要です。

従来の救命処置では、呼吸確認後に、気道を確保し、30：2で胸骨圧迫に人工呼吸を加えることとされてきました。しかし、最近になって人工呼吸に伴う胸骨圧迫の中断が無視できないことが指摘されるようになり、『JRCガイドライン2010』では、反応が見られず、呼吸をしていない、あるいは死戦期呼吸（あえぎ呼吸）と判断された場合には、気道の確保・人工呼吸より先に胸骨圧迫を開始するよう推奨しています。本書では、その推奨に従って、AEDが到着するまで「呼吸の確認⇒呼吸をしていない⇒ただちに胸骨圧迫」というプログラムを紹介することにしました。

ただし、訓練を受けた救助者が対応する場合は、従来どおりAEDが到着するまで胸骨圧迫と人工呼吸を30：2で行うよう推奨しています。

さらに、胸骨圧迫についても、①少なくとも5cmの深さで、②1分間あたり100回のテンポで行い、③胸骨圧迫解除時には完全に胸郭を元に戻すというように、より質の高い胸骨圧迫を行うことの重要性が強調されています。

Chapter 4

症状別・急変時の対応とケア

高齢者は複数の疾患を持っていることが多く、
また症状の現れ方も非定型的です。
ふだんの様子と比べながら丁寧に観察し、対応します。

意識障害

まず、意識障害の程度を確認します。生命に関わる場合もあるので、迅速に対応することが必要です。

●対応の仕方

①まず呼吸状態を確認します。呼吸が停止している場合は、心肺蘇生・AED（Chapter3参照）を行い、すみやかに救急車を呼びます。

②呼吸の確認ができたら安全な場所へ移動します。安全な場所とは、広くて平らで静かな場所（戸外であれば、風通しのよい日陰、室内であれば、換気がよくやや暗い場所）です。移動は担架や毛布を使い、頭を揺らさないようにします。

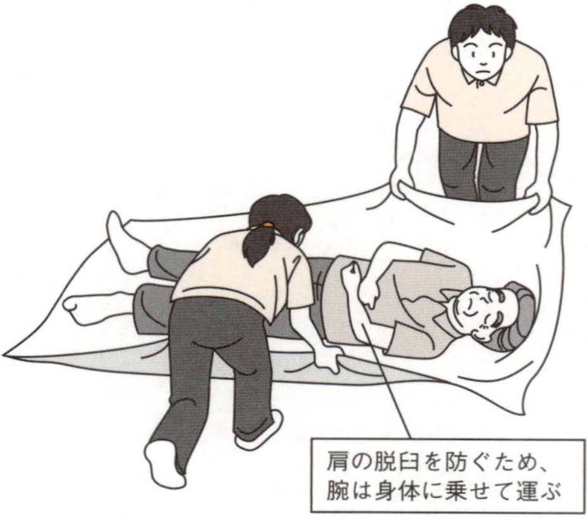

③体位は回復体位です。ベルトなど身体をしめつけるものをゆるめ、義歯は外します。手足が冷たいときは毛布などをかけます。

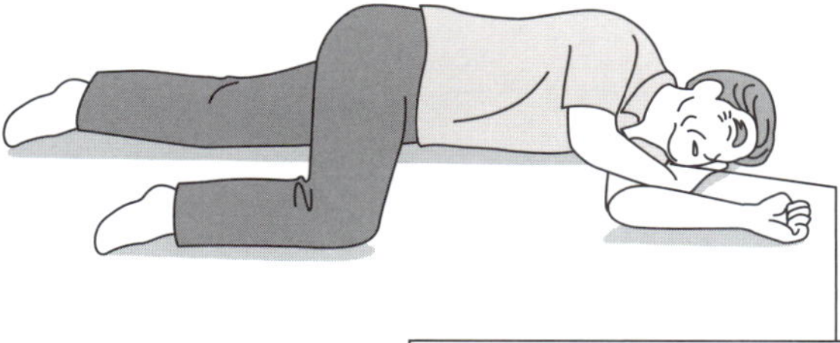

回復体位（昏睡体位）。顎の下に手を入れて顎を上げ、気道を確保する

④呼吸が確認できたら、意識レベル、バイタルサイン、その他の症状を確認していきます。

・**意識レベル**：名前を呼びかけて反応があるか。手を握る指示に応じられるか。皮膚をつまんで痛みの刺激に反応できるかを確認します。

・**バイタルサイン**：脈、血圧、呼吸数を測定します。

・**その他の症状**：目つき（眼球の向きや瞳孔の状態）、けいれんの有無、手足のしびれ、マヒの有無、嘔吐や失禁の有無、冷や汗や発熱の有無、ろれつが回るかなどの随伴症状を確認します。

●やってはいけないケア

嘔吐があるときは吐物が気道に詰まる危険性があるので、仰向けに寝かせてはいけません。必ず回復体位で安静を保ちます。マヒがある人の場合は、手足が曲がるなどの圧迫を避けるため、マヒ側を下にしてはいけません。

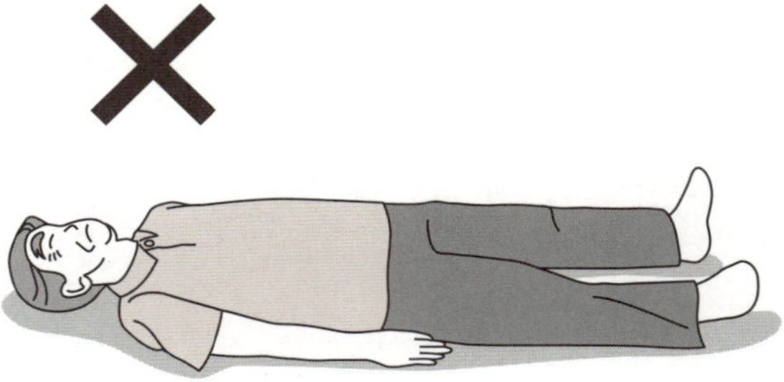

吐いたものが気道に詰まる危険性があるので、仰向けに寝かせてはいけない

●考えられる原因

脳血管障害、脳腫瘍など脳自体の病気、心臓発作、脱水、大量出血、糖尿病による高血糖や低血糖発作、薬物やアルコール中毒、精神的ショックなど。

●対応のチェックポイント

□声かけ・痛みの刺激に反応はありましたか？
□意識障害のレベルを確認しましたか？
□応援を呼んで安全な場所へ移動しましたか？
□呼吸をしていない場合は気道確保をして、心肺蘇生をしましたか？
□呼吸がある場合は随伴症状の確認をし、回復体位をとりましたか？

●記録の残し方

①いつから意識障害があったか
②意識障害の程度
③随伴症状の有無
④体温、脈拍、呼吸数、血圧
⑤持病と服用している薬
②③④は、変化が一目でわかるよう時系列に記載する。

意識障害の分類(JCS：Japan Coma Scale)

救急には意識障害の程度を確認する3-3-9方式と呼ばれるJCS法を使うと、迅速に情報を伝えることができます。数字が大きいほど重度の意識障害です。

Ⅲ．刺激しても覚醒しない	300	まったく反応しない
	200	手足を動かしたり、顔をしかめる
	100	払いのけるような動作をする
Ⅱ．刺激すると覚醒する	30	刺激を加え、呼びかけを繰り返すとかろうじて開眼する
	20	大きな声や身体を揺さぶることにより開眼する
	10	呼びかけで容易に開眼する
Ⅰ．刺激しなくても覚醒している	3	名前・生年月日が言えない
	2	見当識障害がある
	1	ほぼ意識清明だが今ひとつはっきりしない

しびれがある

脳梗塞・脳出血などの可能性があります。生命に関わる危険性があるため、すぐに受診してください。

●対応の仕方

①しびれには、末梢性、中枢性(脳血管障害)、脊髄性(脊髄障害)があり(P.74参照)、特に脳血管障害によるしびれは生命に関わる危険があります。
意識レベル、言葉が言えるかどうか、バイタルサイン、呼吸が苦しくないか確認をします。
頭痛、めまい、吐き気、顔面を含む片側のしびれ、手足のしびれ、発熱、運動マヒ、排尿障害などの症状がある場合は脳血管障害によるしびれの場合があり、危険な状態です。ただちに救急車を呼びます。

②嘔吐している場合はマヒ側を上にして回復体位にしてください。呼吸が苦しそうなときは、下顎を持ち上げると空気の通りがよくなります。枕を外して頸部がまっすぐになるように寝かせてください。

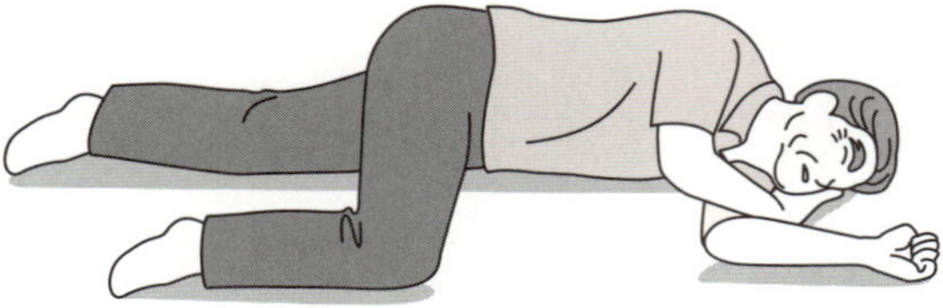

マヒのある側を上にして回復体位をとらせる

●やってはいけないケア

しびれの症状がひどくなる場合があるので、無理に動かしてはいけません。

嘔吐がある場合は誤嚥のおそれがあるので仰向けに寝かせてはいけません。

●考えられる原因

頭部外傷、感染、脳腫瘍、脳梗塞、脳出血、多発性硬化症、副甲状腺機能低下症、過換気症候群、脊髄病変など。

①足のしびれを起こす疾患

脊髄病変(階段を下るときがつらい、怒責や咳、くしゃみによって放散痛が生じる)、多発神経炎(糖尿病、アルコール、悪性腫瘍など)

②手のしびれを起こす疾患

頸髄病変、手根管症候群(甲状腺機能低下症、長時間のキーボード操作やピアノ演奏などが誘発因子になることもある)

●対応のチェックポイント

□しびれの部位を確かめましたか?

□嘔吐がある場合はマヒ側を上にして回復体位にしましたか?

□しびれ以外の症状を確かめましたか?

□しびれ以外の症状がある場合、ただちに搬送する準備をしましたか?

●記録の残し方

①いつからしびれているか
②頭痛、めまい、吐き気、顔面を含む片側のしびれ、発熱、運動マヒ、排尿障害などの症状の有無
③体温、脈拍、呼吸数、血圧
④持病と併用している薬

しびれの分類

	原因となる疾患	しびれを起こすメカニズム
中枢性	頭部外傷、感染(脳炎、髄膜炎など)、脳腫瘍など	中枢神経の損傷
	脳梗塞、脳出血	脳の血管の詰まり、破裂
	多発性硬化症	中枢神経の線維が脱髄
	副甲状腺機能低下症、血中二酸化炭素の低下、過換気症候群など	電解質異常による血中カルシウム異常など
脊髄性	脊髄空洞症、脊髄腫瘍	脊髄神経の変性
	頸椎・腰椎椎間板ヘルニア、後縦靭帯骨化症、脊柱管狭窄症など	脊髄を取り囲む骨格が変形し、脊髄神経を圧迫
	脊髄血管腫、脊髄梗塞など	脊髄の血管の出血や詰まり
末梢性	糖尿病、ビタミンB_1欠乏など	代謝異常による神経の変性
	閉塞性動脈硬化症、バージャー病など	末梢神経の栄養血管が詰まり、神経の酸素・栄養不足が起こる
	ギランバレー症候群、アミロイドーシスなど	末梢神経の変性
	坐骨神経痛、胸郭出口症候群、尺骨神経痛など	骨や靭帯による神経の圧迫

しびれの部位別疾患

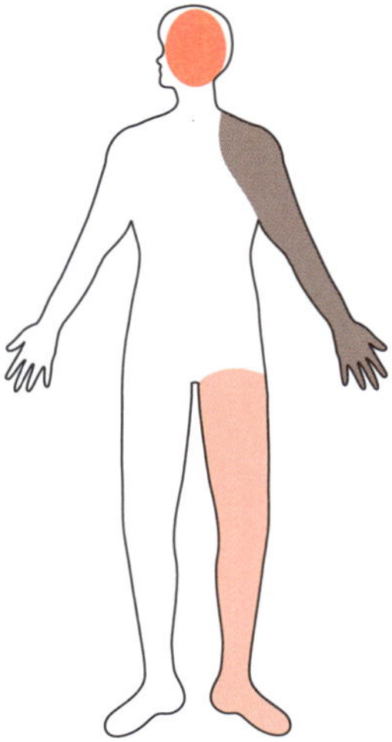

頭・顔のしびれ

脳梗塞、脳出血、脳腫瘍、低カルシウム血症、過換気症候群、パニック障害

首〜手のしびれ

（動かすとしびれがひどくなる）
手根管症候群、肘部管症候群、頸椎症、頸椎椎間板ヘルニア、胸郭出口症候群、脊髄空洞症、脊髄腫瘍、大動脈炎症候群、解離性動脈瘤

下肢のしびれ

腰椎椎間板ヘルニア、腰部脊柱管狭窄症、変形性腰椎症、腰椎すべり症、坐骨神経痛、バージャー病

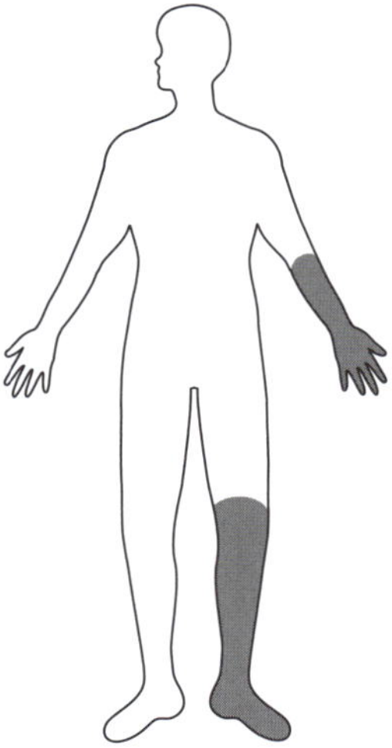

手足のしびれ

（動かすとしびれがひどくなる）
頸椎症、後縦靭帯骨化症、頸椎椎間板ヘルニア、糖尿病性ニューロパチー、ビタミンB1欠乏症、副甲状腺や甲状腺の病気、過換気症候群、脳梗塞、脳出血、ギランバレー症候群、多発性硬化症

けいれんが起きた（てんかん発作）

通常5分以内におさまるのが普通です。あわてずに、衣服をゆるめ、危険ではない場所に寝かせます。

●対応の仕方

①衣服をゆるめてゆっくり呼吸ができるような状態をつくります。吐いたり唾液があふれたりすることがあるので、顔を横に向け、吐いたものが気管に入らないようにします。

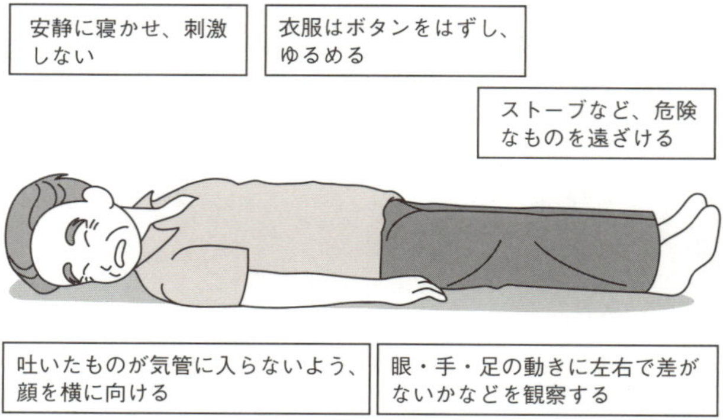

②けいれんの最中にケガをしないよう環境を整えます。

- **ベッド柵をする：**ベッドから転落しないようにするためのベッド柵は毛布・タオルなどを巻いて、利用者の身体を傷つけないようにします。
- **危険物を取り除く：**メガネ・コップなどは割れる

と、身体を傷つけるので危険です。身体に物が当たらないように配慮します。

③どのようなけいれんが、いつから何分間続いたか、右半身や左半身だけといった左右差はないか、熱はあるかなど、けいれんの状態を確認し、対処します。

④大部分のてんかん発作は5分以内でおさまり、意識も回復します。けいれんが止まっても意識が戻らない場合や、チアノーゼが出ていて呼吸が弱い場合は、緊急性が高いので、仰向けにして気道を確保し、すみやかに救急車を呼びます。
けいれんが何度も繰り返し起きたり（30分以上持続）、1回の発作が10分以上続く重積発作の場合も、生命の危険があるため、救急車を呼びます。けいれんに左右差がある、嘔吐や失禁を伴う、頭痛があるなどの症状が出ているときも早めに受診をさせてください。

⑤以前にてんかん発作があり、薬を処方されている場合は、二度目の発作を防ぐために薬（座薬など）を使用します。その後受診し、けいれんの状態を医師に伝えます。

●やってはいけないケア

割り箸を噛ませたり、ハンカチを詰めたりすることは、のどを刺激して嘔吐を誘発させたり窒息につながる危険もあるのでしてはいけません。けいれんが長引く可能性があるので、身体を揺らしたり刺激をしてはいけません。

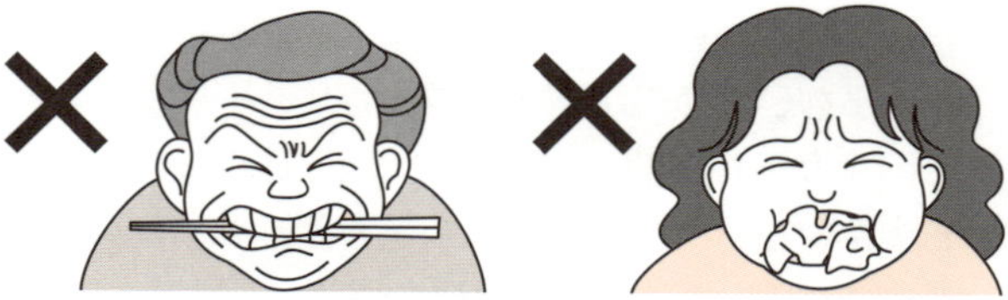

けいれんの最中に箸や布を噛ませてはいけない

●考えられる原因

けいれんは、①脳の病気によるものと、②脳以外の病気によるものに分けられます。①は、さらに症候性てんかんと、幼児期や青少年期に発病することが多い真性てんかんとに分けられます。

①脳の病気（症候性てんかん）

頭部外傷（脳挫傷・急性頭蓋内血腫・慢性硬膜下血腫）、脳腫瘍、脳血管障害（脳梗塞・脳内出血・くも膜下出血）、感染（細菌性髄膜炎・脳炎・敗血症）

②脳以外の病気

代謝性疾患（尿毒症・肝性昏睡・電解質異常・糖尿病性昏睡）など

●対応のチェックポイント

□衣服をゆるめ、安全な場所に寝かせましたか？
□吐物が気管に入らないよう、顔を横にしましたか？
□けいれんの持続時間や状態を確認しましたか？
□けいれん後に意識を回復したことを確認、記録しましたか？
□既往歴がある場合は薬を使用しましたか？

●記録の残し方

①いつからけいれんが始まったか
②どのぐらいけいれんが続いたか
③けいれんがいつ止まったか
④けいれんが繰り返し起きているか
⑤頭痛、失禁、発汗、嘔吐、外傷の有無
⑥体温、脈拍、呼吸数、血圧
⑦過去にけいれん発作を起こしたことはないか
⑧持病と併用している薬

けいれんの種類

強直性けいれん

手足が棒のようになり、ギュッとひきつける発作

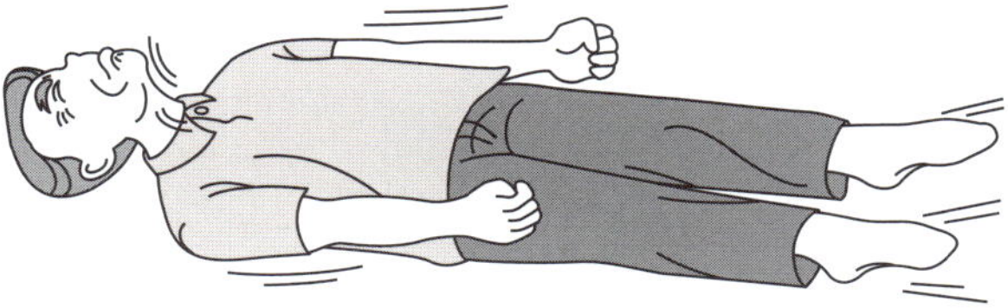

間代性けいれん

筋肉の収縮と弛緩が規則的に交互に反復して起こるけいれん。手足をばたつかせる発作

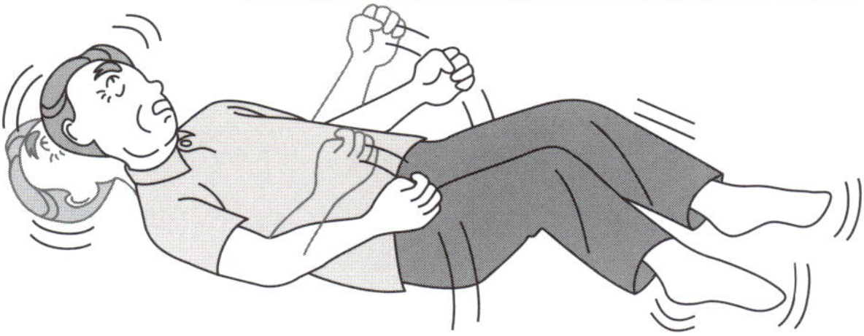

脳貧血で顔面蒼白になった

ほとんどが一過性なので横になっていれば回復しますが、回復しない場合は緊急受診してください。

●対応の仕方

①急に顔色が青白くなり、冷や汗をかきながら生あくびをしたり、意識もうろうとなったりする場合は脳貧血が疑われます。脳への血流をよくするために、足を高くして寝かせます。

ショック体位

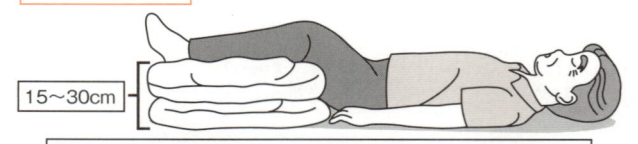

脳への血流をよくするため、身体を水平にして心臓と頭を同じ高さにし、足元にクッションなどを置いて高くする

ベッドのギャッチアップ

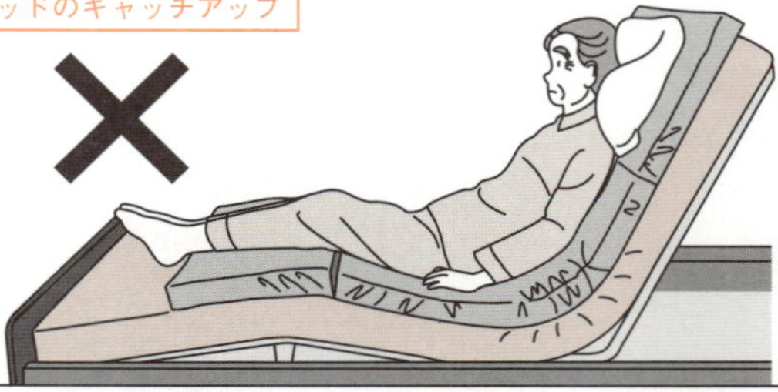

脳への血流が悪くなるので、頭を心臓より高くしてはいけない

②呼びかけて反応があるか、意識レベルを確認します。呼吸不全が見受けられるときは、仰向けにして気道を確保、身体を保温し、すみやかに救急車を呼びます。

③バイタルサインを確認し、けいれん・めまい・冷汗・吐き気などの有無を観察します。

④脳貧血は血液循環の異常、血圧低下による脳への一時的な血流不足によって起こるものです。しばらく横になっていれば回復することが多いものですが、回復しない場合は早急に医療機関に受診します。
脳貧血以外で顔面蒼白が起こる場合はショックが考えられます。P.148を参照してください。

●やってはいけないケア

ベッドはギャッチアップにしてはいけません。頭が心臓より高くなり、脳への血流が悪くなるからです。

脳への血流が悪くなったり、転倒や失神の危険があるので座らせたままにしてはいけません。横になってもらいます。

しばらく横になっていても回復しないときは、放っておいてはいけません。救急受診します。

●考えられる原因

血液循環の異常、血圧低下による脳への一時的な血流不足、起立性低血圧、神経調節性失神など。

●対応のチェックポイント

□身体を水平にして心臓と頭を同じ高さにして寝かせましたか？
□バイタルサインを確認しましたか？
□顔面蒼白以外の症状を確認しましたか？
□意識レベルが低い場合や回復しない場合はすみやかに救急車を呼びましたか？

●記録の残し方

①前ぶれがあったかどうか
②尿および便失禁の有無
③けいれんが見られたか
④意識消失をしていた時間
⑤ショックの症状は出たか
⑥呼吸などの状態
⑦脈拍、呼吸数、血圧
⑧持病と併用している薬

Column 脳貧血と貧血

脳貧血は「起立性低血圧」とも呼ばれ、長時間立ち続けていたり、急に立ち上がったときなど、脳へ送られる血液の流れが一時的に阻害されることで起こります。血液が薄いとか、血液中の成分が不足しているわけではありません。一方、貧血は血液そのものに原因があるので、区別して考える必要があります。

脳貧血は、疲れ・睡眠不足・ストレスなどに対処することで改善することができます。

元々貧血のある人が脳貧血症状を見せたときには、重度の障害を引き起こす危険もあると考え、必ず受診しましょう。

めまいがする

脳血管障害や脳腫瘍などが原因になることがあるため、的確な判断をして緊急受診をしてください。

●対応の仕方

①安静にして、刺激を与えないようにします。本人の楽な姿勢をとってもらい、声かけなどをして不安の軽減を心がけます。

②意識レベル、バイタルサインを確認します。どのようなめまいかを確認します（めまいの種類はP.85表参照）。

③頭痛、手足のしびれ、運動マヒ、言葉が出てくるか、ふらつきの有無、嘔吐の有無などの症状を確認します。嘔吐をしている場合は、基本的には回復体位ですが、本人にとって楽な姿勢であるように援助します。

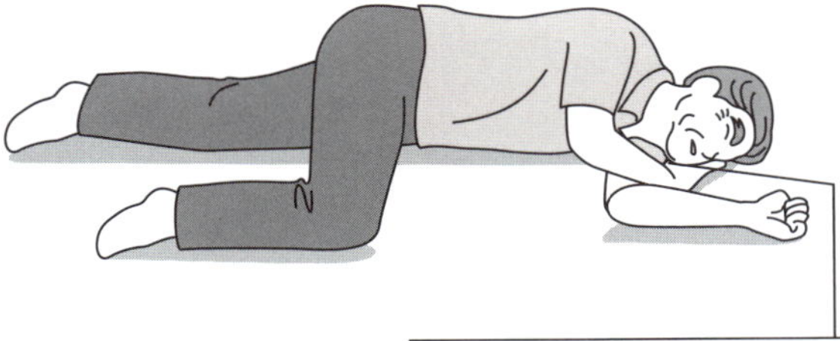

回復体位（昏睡体位）。顎の下に手を入れて顎を上げ、気道を確保する

④③の症状がある場合は、脳腫瘍や脳血管障害、くも膜下出血の前触れのおそれがあるので、緊急受診してください。

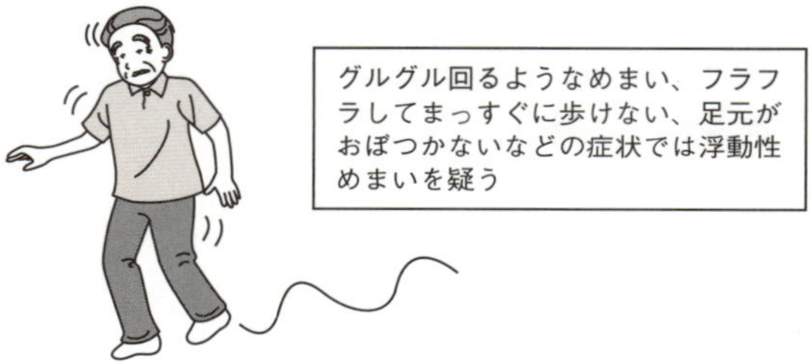
グルグル回るようなめまい、フラフラしてまっすぐに歩けない、足元がおぼつかないなどの症状では浮動性めまいを疑う

●やってはいけないケア

吐き気があるときは、仰向けに寝かせてはいけません。

症状がわかりにくくなるため、医師に指示されていない場合は、頭痛薬や吐き気止めなどの薬を飲ませてはいけません。

めまい以外の症状がある場合は一刻も早く受診してください。

●考えられる原因

椎骨脳底動脈循環不全、脳幹や小脳の出血、突発性難聴、メニエール病、前庭神経炎、聴神経腫瘍、脳幹・小脳梗塞、薬物によるめまい、脳血管障害、高血圧、うつ病、ストレス、疲労、睡眠不足、起立性低血圧、起立性調節障害(OD)など。

●対応のチェックポイント

□声かけをして不安軽減に努めましたか？
□本人の楽な姿勢をとりましたか？
□嘔吐が見られる場合は回復体位をとりましたか？
□意識レベル、バイタルサインを確認しましたか？
□めまいの種類を確認しましたか？
□めまい以外の症状を確認しましたか？
□めまい以外の症状が見られる場合は、緊急搬送する準備をしましたか？

●記録の残し方

①いつからめまいがあるか
②頭痛、手足のしびれ、運動マヒ、言葉が出てくるか、身体が宙に浮いているような感じか、ふらつきの有無、嘔吐の有無などの症状
③体温、脈拍、呼吸数、血圧
④持病と併用している薬

めまいの種類

めまいの種類	症状	原因疾患
回転性めまい	難聴や耳鳴りをともなったり、耳が詰まった感じになる。自分自身や周囲のものがぐるぐるまわる感覚になる	椎骨脳底動脈循環不全、脳幹や小脳の出血、突発性難聴、メニエール病、前庭神経炎など
浮動性めまい（緊急性が高い）	身体が宙に浮いているような感じでまっすぐ歩けない。頭痛、手足のしびれ、運動マヒをともなうことがある	脳腫瘍、脳血管障害、高血圧、うつ病、ストレス、疲労、睡眠不足など
立ちくらみ	立ちあがった瞬間に血の気が引き、目の前が暗くなる	起立性低血圧、起立性調節障害など

ろれつが回らない

脳梗塞の初期症状の可能性があります。放置せず、早めに受診して検査を受けてください。

●対応の仕方

①脳梗塞の疑いがあるので、あわてずに落ち着いて応援を呼びます。本人の楽な姿勢をとり、吐き気がある場合は回復体位にします(P.53参照)。マヒがある場合はマヒ側を上にして寝かせます。

②バイタルサインを確認し、ろれつが回らないなどの構音障害のほかに、口角下垂、流涎、手足のしびれ、脱力感、物を落とす、大いびきのような呼吸をしているか、運動マヒ、ふらつき、頭痛、めまい、吐き気、眼球の共同偏視(眼球が同じ方向に偏ったままになる状態)などの症状を確認します。

③②の症状が見られる場合は、脳梗塞などが考えられます。声かけをして不安軽減に努め、緊急受診してください。

構音障害とは言語障害の1つ。ろれつが回らないほか、発音が不明瞭になったり、声が出にくくなることもある

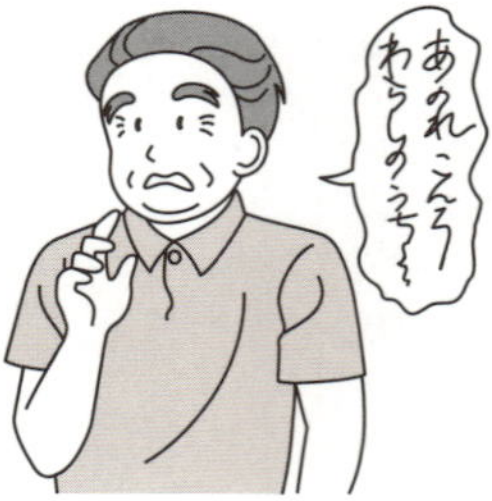

●やってはいけないケア

脳梗塞などの脳血管障害のおそれがあります。脳の血流が悪くなり、症状が悪化するおそれがあるので様子を見ていてはいけません。

脳への血流が悪化するので頭を起こしてはいけません。

症状が軽いからといって様子を見ていてはいけません。

●考えられる原因

脳梗塞、失語症、構音障害、パーキンソン病など。

●対応のチェックポイント

□声かけをして不安軽減に努めましたか？
□本人が安楽な姿勢をとりましたか？
□嘔吐が見られる場合は回復体位をとりましたか？
□マヒがある場合、マヒ側を上にして寝かせましたか？
□ろれつが回らない以外の症状を確認しましたか？
□すみやかに緊急搬送する準備をしましたか？

●記録の残し方

①いつからろれつが回らないか
②頭痛や嘔吐はあるか
③マヒやしびれはあるか
④ふらつきの有無、めまいの有無、視覚障害などの症状
⑤体温、脈拍、呼吸数、血圧
⑥持病と併用している薬

呼吸が苦しい

呼吸苦のあるときは不安が強くなるため、声かけをして背中をさするなど、不安除去に努めましょう。

●対応の仕方

①安全な場所に移動して、意識状態、バイタルサインを確認します。身体をしめつけないように衣類をゆるめ、声かけや背中をさするなどの不安除去に努めながら安静にします。

②呼吸のパターン（呼吸数や深さ、身体の動き、姿勢など）、チアノーゼがあるか、どのような呼吸音が聞こえるかなど、呼吸の状態を観察します。

③痰や唾液がたまっていないか、咳き込み、誤嚥、頸動脈の腫れの有無、しびれ、SpO_2（動脈血中酸素飽和度・P.22参照）の低下などの症状を確認します。

④誤嚥による呼吸苦の場合は、背部叩打法やハイムリック法などによる異物の除去をします（P.143参照）。誤嚥の症状がない場合は、ファウラー位（半座位）・起座位など呼吸のしやすい体位の工夫をします。

⑤体位の工夫をしても呼吸苦がおさまらない場合は、救急受診をします。呼吸苦が改善してもできるだけ早く受診してください。

異常呼吸のパターン(P.41参照)

浅促《せんそく》呼吸

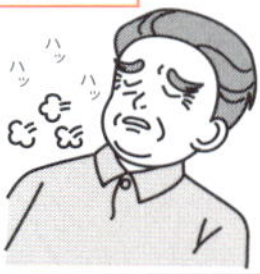

浅くて速い呼吸。呼吸数は増加するが、1回の換気量は減少している。肺炎などで出現する

鼻翼《びよく》呼吸

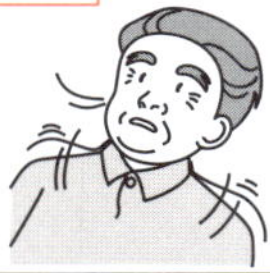

少しでも多くの空気を取り入れるために、鼻の穴をふくらませるようにして行う呼吸。気管支炎、気胸などで見られる

シーソー呼吸

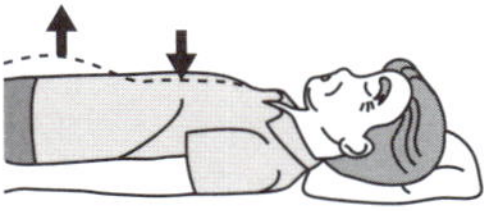

胸部と腹部の動きが一致しない呼吸。肋骨の引き上げができず胸がへこんでしまう。窒息などで出現する

起座呼吸

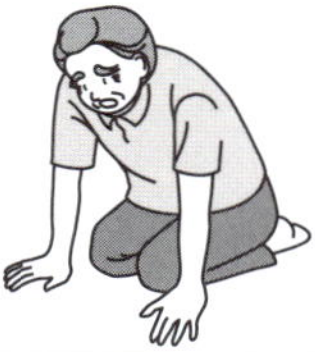

寝て行う呼吸が苦しいため、座位になって行う呼吸。心疾患などで見られる

陥没呼吸

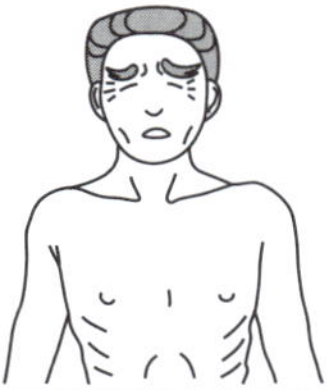

息を吸うときに鎖骨や肋骨のあたりがへこむ呼吸。上気道の閉塞で起こる

チェーン・ストークス呼吸

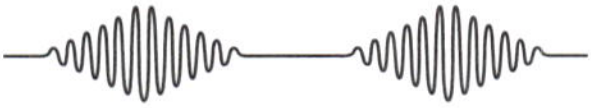

1回換気量が漸増して大きな呼吸となった後、漸減し呼吸停止（10～20秒程度の無呼吸）するという周期を繰り返す。終末期の呼吸

あえぎ呼吸

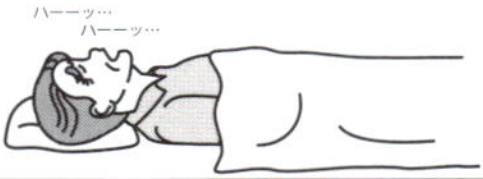

息を吸うときに鎖骨や肋骨のあたりがへこむ呼吸。上気道の閉塞で起こる

ビオー呼吸

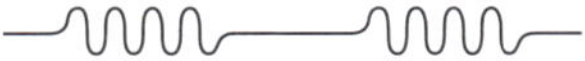

無呼吸から突然に小さな頻回の呼吸となり、速さ・深さ・リズムが不規則な呼吸。延髄の障害で出現する

呼吸のしやすい体位

ファウラー位（半座位）

上体を 45 度から
60 度起こした体位

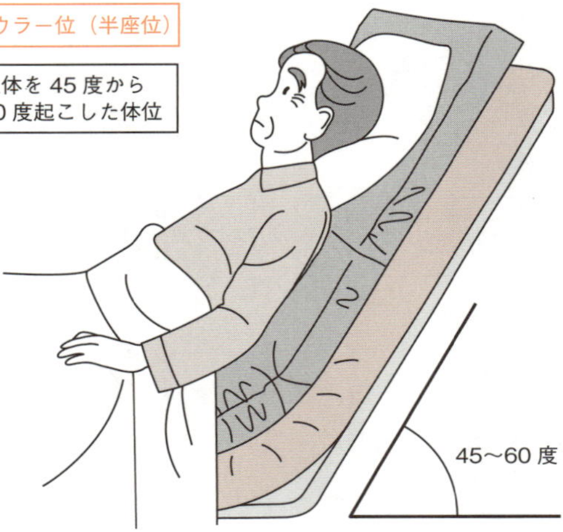

起座位

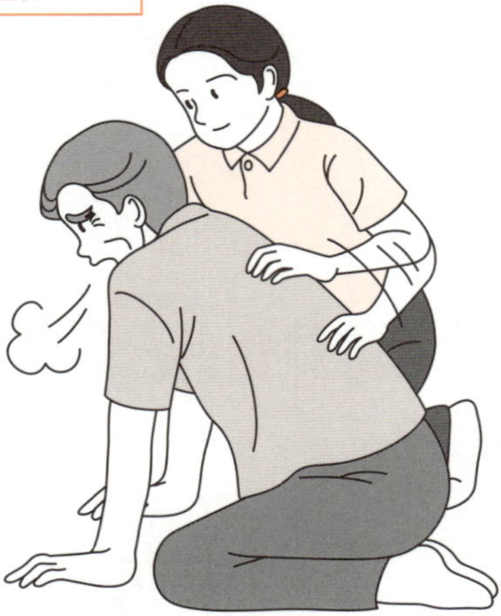

背中をさすり、声をかけてゆっくり呼吸をさせる

●やってはいけないケア

医師の指示がない場合は、吸入薬や内服薬を使用してはいけません。

首が前に曲がって呼吸を妨げてしまうため、頭や肩に高い枕を当ててはいけません。

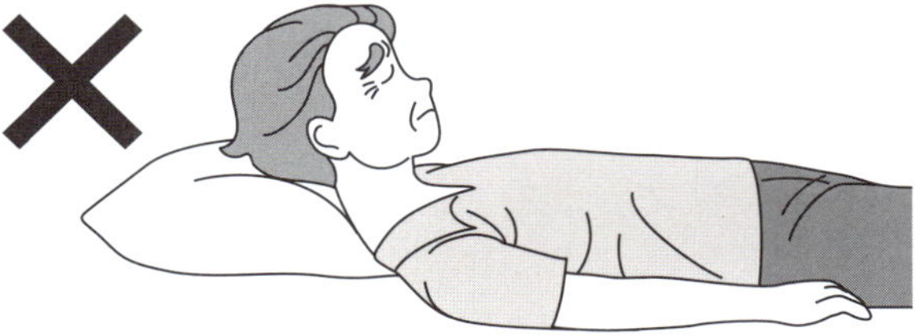

●考えられる原因

突発性呼吸困難(誤嚥・異物による気道閉塞・気胸・血胸)、急性呼吸困難(気管支喘息、うっ血性心不全、気管支炎・肺炎)、発作性呼吸困難(過換気症候群)、慢性進行性呼吸困難(肺気腫・肺線維症・慢性気管支炎・肺がん・肺結核)など。

●対応のチェックポイント

□不安感を取り除くために声かけや寄り添いをしましたか？

□呼吸の状態を確認しましたか？

□呼吸をしやすい姿勢にしましたか？

□呼吸苦のほかに症状はないか確かめましたか？

□誤嚥による呼吸苦の場合は、背部叩打法やハイムリック法などによる異物の除去を試みましたか？

●記録の残し方

①いつから呼吸困難が始まったか
②体温、脈拍、呼吸数、血圧、SpO_2
③咳き込みの有無
④誤嚥の有無
⑤バイタルサインの変化の有無
⑥頸動脈の腫れの有無
⑦しびれの有無
⑧持病と併用している薬

呼吸困難の種類と原因・対処法

●突発性呼吸困難
◎誤嚥・異物による気道閉塞
⇒ハイムリック法／背部叩打法による異物の除去
◎気胸・血胸・狭心症・急性心筋梗塞
⇒体位の工夫(座位・起座位など)／内服薬による疼痛の緩和
●急性呼吸困難
◎気管支喘息、うっ血性心不全、気管支炎、肺炎
⇒体位の工夫／処方されている吸入薬などの使用／温度・湿度管理／室内の換気／ゆとりのある衣類の着用／寝具の重さによる負担を軽減／発熱時はクーリング
●発作性呼吸困難
◎過換気症候群
⇒ゆっくり呼吸をさせる、袋を口に当て自分が吐いた息を吸う(ペーパーバッグ法)
●慢性進行性呼吸困難
◎肺気腫、肺線維症、慢性気管支炎、肺がん、肺結核
⇒温度・湿度管理／室内の換気／ゆとりある衣類の着用／寝具の重さによる負担を軽減／発熱時はクーリング

脈の異常がある

脈の異常から意識消失や心停止など重篤な状態に陥る場合があるので、日頃から脈拍を確認しましょう。

●対応の仕方

①脈の異常がある場合は、バイタルサインを確認します。本人の楽な姿勢をとってもらい、声かけなどをして不安の軽減を心がけます。

②脈の異常は、心臓から全身へ血液が十分に流れないために起こり、重篤な場合は心停止を起こす可能性があります。
脈拍数、脈のリズムは規則的か、脈の欠損はないか、顔、唇、指先、爪の色はどうか、動悸の訴えはないか、持病との関連はないか、薬の副作用ではないかをチェックし、息切れ、めまい、ふらつき、失神、血圧低下、胸痛、呼吸苦、全身倦怠感、易疲労感、脱力感、食欲不振、動悸、チアノーゼ、浮腫、脱水、貧血、発熱、精神症状の変化などの症状を確認し、症状がおさまっても必ず受診します。

③脱水が原因の場合は、水分補給を促してください。

④失神などで意識低下が起こり、呼吸苦となる場合は、仰向けにして気道を確保し、心肺蘇生・AEDを行い(Chapter3参照)、救急車を呼びます。

●やってはいけないケア

脈の異常は電子血圧計では確認できません。脈数が表示されるだけだからです。お年寄りのふだんの脈に触れておくことが大事です。

●考えられる原因

不整脈、慢性心不全、急性心筋梗塞、甲状腺機能亢進症、脱水・大量出血、発熱、精神的ストレスなど。

●対応のチェックポイント

□声かけをして不安軽減に努めましたか？
□脈泊数や脈のリズムなどを確認しましたか？
□脈拍異常のほかの症状を確認しましたか？
□脱水が見られる場合は水分補給をしましたか？
□呼吸苦がある場合にAEDの準備をしましたか？

●記録の残し方

①いつから脈の異常があるか
②息切れ、めまい、ふらつき、失神、血圧低下、胸痛、呼吸苦、全身倦怠感、易疲労感、脱力感、食欲不振、動悸、チアノーゼ、浮腫、脱水・貧血・発熱・精神症状の変化などの症状の有無
③体温、脈拍、呼吸数、血圧
④持病と併用している薬

脈拍の観察表

	頻脈	徐脈
1分間の回数	100回／分以上	60回／分以下
状態	心臓がカラ打ちし血液を効率よく送り出すことができない状態。致死性の不整脈につながることもある	日常生活に必要な酸素を身体にいきわたらせることができない状態。脳循環に障害をきたし危険な状態
症状	動悸、息切れ、めまい、立ちくらみ、失神、けいれん	めまい、失神、息切れ、全身倦怠感、易疲労感
起こりやすい疾患	心不全、甲状腺機能亢進症、脱水、大量出血、発熱、精神的ストレスなど	房室ブロック、洞不全症候群、甲状腺機能低下症など

Column 不整脈の種類と対応

本来、規則正しく打つはずの脈のリズムが乱れることを不整脈といいます。

①期外収縮

規則的な脈が何拍か続いた後に、1拍触れなくなったり速く触れたりする脈のことです。自覚症状がなく、脈を触れてみて初めてわかる場合も少なくありません。一方で、症状が強くて動悸や胸痛の原因となり日常生活に支障をきたす場合もあります。心筋梗塞や心不全などが原因のことがあるので、検査を受けましょう。

②心房細動

正常の脈は規則的ですが、この規則性がまったく失われた状態です。脈が速くなりやすく、通常強い動悸や胸痛が生じます。加齢とともに増加する症状で、心不全や脳梗塞などの原因になりやすいので注意が必要です。

Chapter 4

激しい頭痛がする

くも膜下出血や脳内出血などの生命に関わる急な激しい頭痛は、見過ごさずに緊急受診することが重要です。

●対応の仕方

①突然起こった激しい頭痛・ハンマーで殴られたような激しい痛みを伴う頭痛の場合は、(a)**脳内出血**や(b)**くも膜下出血**のおそれがあります。また、(c)**脳梗塞**や、(d)頭部外傷による**急性硬膜下血腫**や、(e)**慢性硬膜下血腫**、(f)**脳腫瘍**や(g)**頭蓋内感染症**の疑いもあるので、すぐに救急搬送できるように手配をしてください。衣服をゆるめ、安静に寝かせます。嘔吐をしている場合は回復体位をとり、頭部は水平に保ちます。

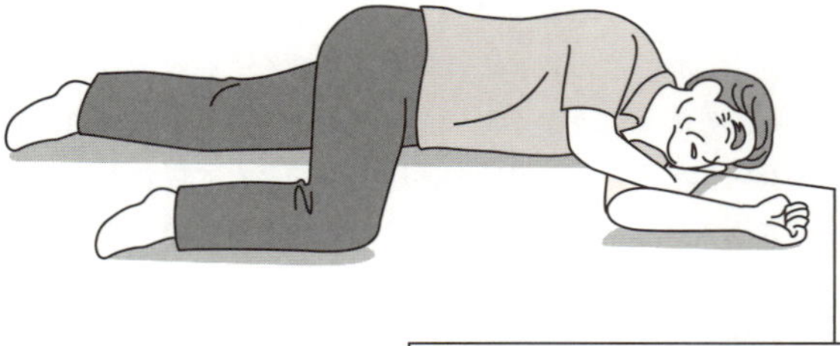

回復体位（昏睡体位）。顎の下に手を入れて顎を上げ、気道を確保する

②意識状態、バイタルサインを確認し、けいれん、手足のしびれ・マヒ、手足の力に左右差がないか、嘔吐、ろれつが回るか、めまい、項部硬直などの症状を確認します。

(a)脳内出血⇒頭痛、吐き気、嘔吐、意識障害、病巣と反対側の顔面と手足の運動マヒ、言語障害などが見られます。

(b)くも膜下出血⇒突然の激しい頭痛は軽度なものから意識障害を伴う強烈なものまであります。項部硬直が見られ、吐き気、嘔吐があります。

(c)脳梗塞⇒ろれつが回らない、手足に力が入らないなどの症状が見られます。

(d)急性硬膜下血腫⇒嘔吐、吐き気、けいれん、意識障害などの症状が見られます。

(e)慢性硬膜下血腫⇒手足のマヒ、認知機能の低下などが見られます。

(f)脳腫瘍、(g)頭蓋内感染症⇒悪心、嘔吐、意識障害、けいれん、片マヒ、失語、項部硬直が見られます。

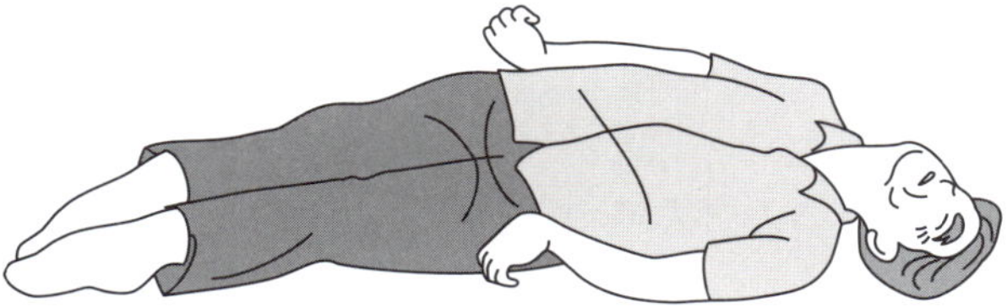

首が硬くなり、首を前に曲げようとすると抵抗がある状態を項部硬直という

③頭痛により体動が激しい場合は、ベッドからの転落を避けるためにベッド柵を使用したり、物に身体をぶつけないように安全に配慮します。
④意識低下が起こり呼吸苦が現れた場合は、仰向けにして気道を確保し、心肺蘇生・AEDを行います(Chapter3参照)。

●やってはいけないケア

医師の指示がない状態での痛み止めなどの薬の服用をさせてはいけません。また、むやみに身体を動かしてはいけません。マヒがある場合は、寝かせるときにマヒ側の手足が下にならないようにしましょう。

●考えられる原因

一次性頭痛・二次性頭痛の表参照。

●対応のチェックポイント

□衣服をゆるめ、安静に寝かせましたか？
□寝かせる場所の安全に配慮しましたか？
□救急搬送する準備をしましたか？
□嘔吐をしている場合は回復体位をとりましたか？
□意識状態、バイタルサインを確認しましたか？
□頭痛以外の症状があるか確認しましたか？

一次性頭痛(原因疾患のない頭痛)の種類

片頭痛	頭の片側がズキンズキンと脈打つように痛む
緊張型頭痛	締めつけられるような痛み。頭重感、肩のはりなど
群発頭痛	目の奥をえぐられるような痛みがあり、ジッとしていることができないぐらいつらい

●記録の残し方

①いつから頭痛が始まったのか
②頭痛の程度
③けいれんの有無、手足のしびれ・マヒの有無、手足の力に左右差がないか、嘔吐の有無、ろれつが回るか、めまいの有無、項部硬直の有無などの症状
④体温、脈拍、呼吸数、血圧
⑤持病と併用している薬

緊急受診が必要な二次性頭痛（原因疾患のある頭痛）の種類

分類	疾患	頭痛の特徴	おもな症状
脳の血管障害	くも膜下出血	突然バットで殴られたような激しい頭痛が起こる(嘔吐を伴うことが多い)	嘔吐、けいれん、意識消失、項部硬直など
	脳内出血	激しい頭痛	言語障害、嚥下障害、運動障害、平衡障害、感覚障害、視覚障害
	脳梗塞	吐き気を伴う頭痛	ろれつがまわらない、手足に力が入らない
頭部外傷	急性硬膜下血腫	頭を強く打ったときに頭蓋内に出血が溜まってできる血腫が引き起こす激しい頭痛	嘔吐、吐き気、けいれん、意識障害
	慢性硬膜下血腫	頭部外傷後しばらくしてから起こる慢性的な頭痛	手足のマヒ、認知力の低下
その他	脳腫瘍・頭蓋内感染症	だんだんひどくなっていく頭痛。髄膜炎になると頭全体に痛みが生じる	悪心、嘔吐、意識障害、けいれん、片マヒ、失語、項部硬直

激しい胸痛がする

突然の激しい胸痛は、心筋梗塞など生命に関わるものも多いため、迅速に対応します。

●対応の仕方

①胸をしめつけられるような痛みや、胸を押さえてうめいている場合は応援を呼び、衣服をゆるめて楽な姿勢をとり、ゆっくり呼吸させるようにします。
狭心症の既往があり、ニトログリセリンなど医師に指示された薬がある場合は服用させます。

②意識状態、バイタルサインを確認し、呼吸困難、動悸・めまい、手足の冷感、チアノーゼ、血圧の上昇・低下、不整脈、悪心・嘔吐などの症状を確認します。

③呼吸困難や呼吸が停止した場合は、すみやかに救急車を呼び心肺蘇生・AEDを行います（Chapter3参照）。

④意識があり、胸痛以外の症状がない場合は本人の楽な体位にして保温し、できるだけ早めに受診します。

⑤心臓病の持病がある場合や、過去に胸痛で発作を起こしたことがあれば、発作の状況や受けている治療、対処法などについて情報を得ておくことが必要です。

●やってはいけないケア

医師の指示がない限り勝手に薬を与えてはいけません。

●考えられる原因

心筋梗塞、狭心症、急性大動脈解離、急性心膜炎、心筋炎、肺塞栓症、気胸など

●対応のチェックポイント

□衣服をゆるめて安静にしましたか？
□嘔吐をしている場合は回復体位をとりましたか？
□救急搬送の手配をしましたか？
□意識状態やその他の症状を確認しましたか？
□保温をしましたか？
□「発作時服用」などの医師に指示された薬を服用させましたか？

●記録の残し方

①いつから胸痛があるか
②どんな痛みや症状か
③発作の持続時間や間隔
④呼吸困難の有無、動悸・めまい、手足の冷感、チアノーゼ、血圧の上昇・低下、不整脈、悪心・嘔吐などの随伴症状
⑤体温、脈拍、呼吸数、血圧
⑥持病と併用している薬

胸痛を起こす病気と症状

心筋梗塞	突然起こる／激しい痛み／胸をしめつけられるような痛み／30分以上続く痛み／吐き気・嘔吐を伴うこともある
狭心症	押さえつけられるような痛み／のどのつまるような痛み／運動や興奮の後に起こることが多い／左肩への放散痛
急性大動脈解離	裂けるような痛み／強烈な痛み／息切れ・呼吸困難／血圧の変動
急性心膜炎	前胸部のチクチクとした痛み／深呼吸や咳をすると痛む／左側臥位で痛みが増強／浅く速い呼吸／発熱／全身倦怠感
心筋炎	かぜ症状の後に起こる胸痛／発熱／呼吸困難／動悸／失神／チアノーゼ
肺塞栓症	鋭く激しい痛み／突然起こる息切れ／めまい・失神を伴うこともある
気胸	肺から空気がもれているような感じ／咳や息切れ／息を吸うと痛い／急に起こる
胸膜炎	突き刺すような鋭い痛み／微熱／咳／左右どちらかのわき腹の鋭い痛み
肋間神経痛	体動時の痛み／痛みが限局していて、上から叩くと痛みが増強／原因として打撲や外傷、激しい咳
帯状疱疹	神経の走行に沿ったピリピリとした痛み／痛みは衣服などでこすれたときに起こりやすい／水疱
逆流性食道炎	前胸部に焼けつくような痛み／食後すぐに横になると増強

激しい腹痛がする

激しい痛みを伴う腹痛は、生命に関わる場合があるので、緊急の対応を要します。

●対応の仕方

①衣服をゆるめ、本人の楽な姿勢をとらせます。応援を呼び、救急搬送をする準備をします。嘔吐がある場合は回復体位をとります。

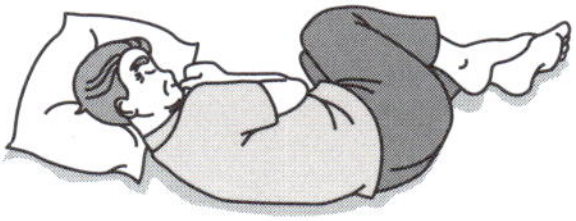

横向きに寝かせる場合は、両足を曲げると腹部の緊張が取れて楽になる

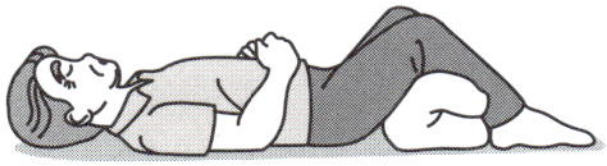

仰向けに寝かせる場合は、腹部の緊張をやわらげるため、膝の下に座布団などを入れるとよい

②意識状態、バイタルサインを確認し、悪心・嘔吐、下痢・便秘、吐血・下血、発熱、手足の冷感、血尿、性器出血、お腹をさわって硬くなっているか(緊満)、軽く押すと痛がるか(圧迫痛)、などの症状を確認します。

③②で確認した症状がある場合は、絶飲食にして救急受診してください。その際、寒気がある場合は毛布などで保温をします。

④意識の低下が見られ、呼吸困難や呼吸が停止した場合などは、仰向けにして気道を確保し、心肺蘇生・

AED（Chapter3参照）を行い、すみやかに救急車を呼びます。

⑤腹痛は、第一に腹部の病気が疑われますが、腹部とは離れた部位の障害（急性心筋梗塞など）が腹痛として現れることがあったり、便秘である場合もあります。ふだん、便秘や下痢をしていないか観察することも必要です。

●やってはいけないケア

原因がわからない場合、悪化させるおそれがあるので、腹部を安易に温めたり冷やしたりしてはいけません。痛みを抑えると症状がわからなくなり、診断が遅れる可能性があるため、鎮痛剤を与えてはいけません。

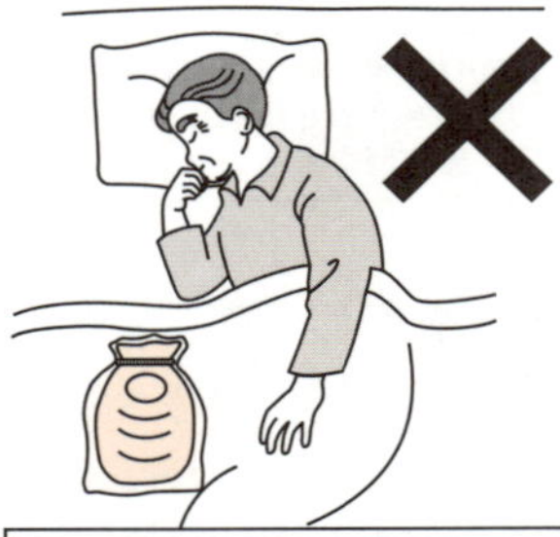

お腹を安易に温めたり、冷やしたりしない

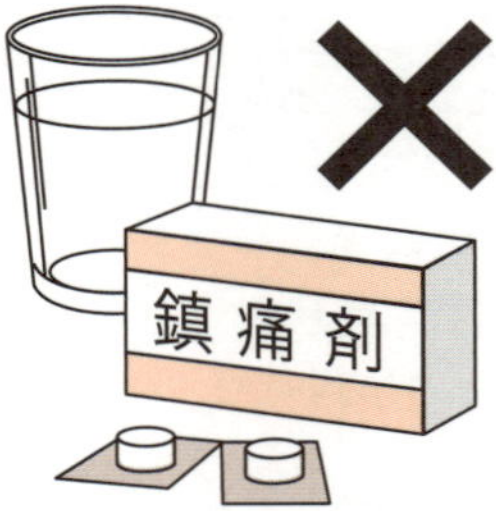

勝手に鎮痛剤を服用させてはいけない

●考えられる原因

胃潰瘍、急性膵炎、慢性膵炎、急性胆のう炎、胆石症、胆のう炎、胃や腸の穿孔、狭心症、心筋梗塞、肺炎、急性腸炎、肝がん、虫垂炎、腸閉塞、大動脈りゅう破裂、大腸炎、大腸がん、憩室炎、尿管結石、腎結石、膀胱結石、ヘルニア、骨盤腹膜炎など。

●対応のチェックポイント

□衣服をゆるめ、嘔吐がある場合は回復体位をとりましたか？
□救急搬送する準備をしましたか？
□お腹をさわって、硬さなど、腹部の状況を確認しましたか？
□腹痛以外の症状を確認しましたか？
□症状が出てから何も食べさせませんでしたか？
□意識状態、バイタルサインを確認しましたか？

●記録の残し方

①痛みの状態
②どのように起こったか
③部位と痛みの程度
④お腹が硬いか張っているか
⑤黄疸や貧血などはあるか
⑥どのような姿勢が楽か
⑦痛みの増減はあるか
⑧体温、脈拍、呼吸数、血圧
⑨持病と併用している薬

Chapter 4

腹痛部位による疑われる病気

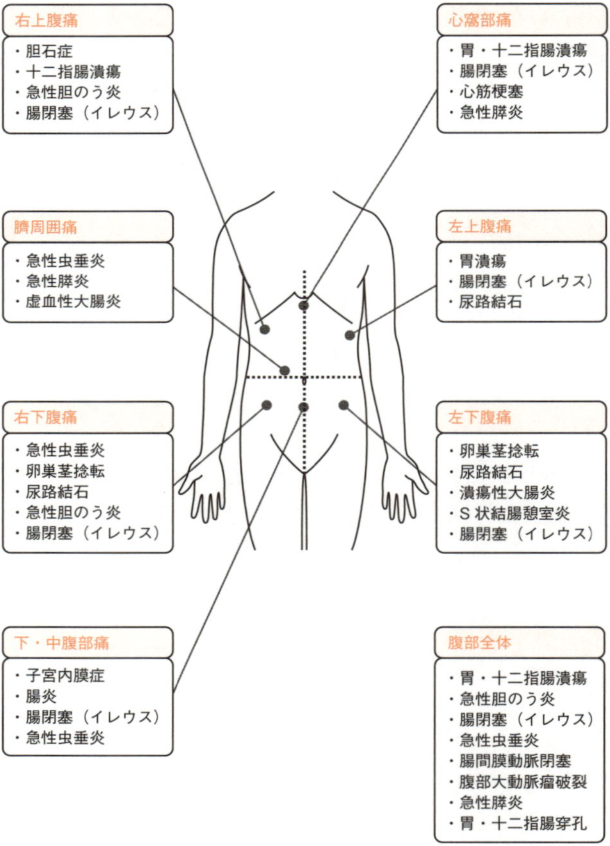

突然吐いた

重大な病気が隠れている可能性があります。的確な観察と判断をして緊急受診することが重要です。

●対応の仕方

①衣服をゆるめ、横向きに寝かせて口の中に残った吐物を取り除きます。感染の危険があるので手袋を着用し、吐物には直接触れないようにします。また、嘔吐を繰り返す可能性もあるので、近くに洗面器などを置き、吐くのを我慢させず吐かせてください。

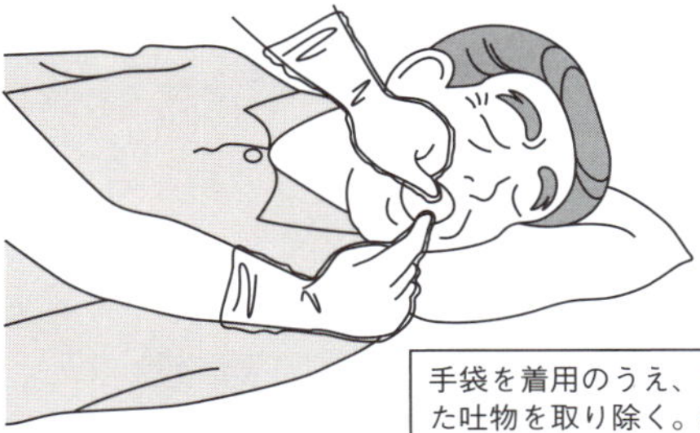

手袋を着用のうえ、口の中に残った吐物を取り除く。義歯は外す

②バイタルサインを測定し、頭痛の有無、下痢の有無、腹痛の有無、脱水の有無、発熱の有無、誤嚥の有無、めまいの有無などの症状を確認します。

③②の症状がある場合や意識や呼吸状態が悪い場合、吐いたものに血が混じっているなどの場合は、ただちに救急車を呼び緊急受診をします。

④②③の症状がない場合は、口腔内と汚染した衣類を清潔にし、できるようならうがいをさせ、本人の楽な姿勢をとらせます。嘔吐を繰り返す可能性があるため、顔を横に向けて誤嚥を予防することが必要です。負担がかからないように、嘔吐がおさまってからスポーツドリンクなどを少しずつ飲ませることも大切です。

⑤施設などの場合は、ノロウイルスの可能性を考えて、他にも嘔吐した人がいないかを確認する必要があります。

●やってはいけないケア

誤嚥のおそれがあるため、顔を上に向けて寝かせてはいけません。症状が悪化する可能性があるため、吐き気止めを飲ませてはいけません。また、吐くのを我慢させてはいけません。吐きたいだけ吐かせましょう。

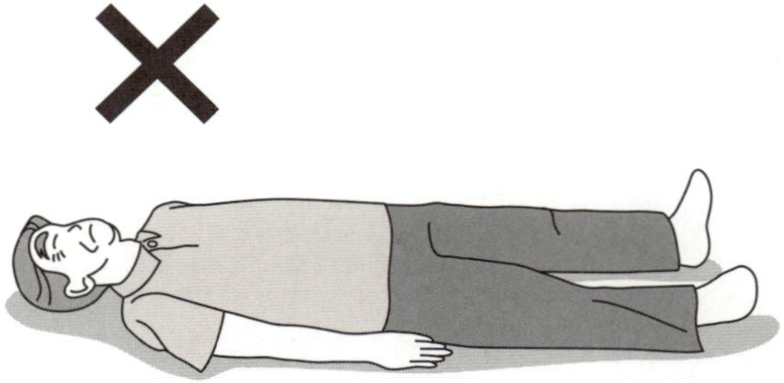

吐いたものが気道に詰まる危険性があるので、
仰向けに寝かせてはいけない

●考えられる原因

脳腫瘍、脳出血、くも膜下出血、髄膜炎、脳梗塞、急性胃腸炎、腸閉塞、急性肝炎、胆石、胆のう炎、胆道炎、腹膜炎、腎盂炎、尿管結石、便秘、食中毒、消化管穿孔、メニエール病、ストレス、薬剤の副作用(ジギタリス・モルヒネ・抗がん剤・抗うつ剤)など。

●対応のチェックポイント

□衣服をゆるめて顔を横向きにしましたか？
□吐物をかき出すときに手袋を着用しましたか？
□吐きたいだけ吐かせましたか？
□嘔吐以外の症状を確認しましたか？
□吐物の内容をチェックしましたか？
□意識低下や吐物に血が混じっている場合、すみやかに救急車を呼びましたか？
□施設の場合、他に嘔吐している人がいないか確認しましたか？

●記録の残し方

①最後に食事した時間
②吐物の量と性状
③繰り返し吐いているか
④血液は混ざっていないか
⑤転倒した後ではないか
⑥体温、脈拍、呼吸数、血圧
⑦持病と併用している薬

随伴症状と病名

※随伴症状を伴う嘔吐の場合は重篤なケースが多い

随伴症状	疑われる病気
頭痛	脳腫瘍、脳出血、くも膜下出血、髄膜炎、脳梗塞
腹痛	急性胃腸炎、腸炎、腸閉塞、急性肝炎、胆石、胆のう炎、胆道炎、胃がん、腹膜炎、腎盂炎、尿路結石、便秘
発熱	中毒、消化管穿孔、胆のう炎、腹膜炎
めまい	メニエール病、ストレス、中耳炎

嘔吐を起こす原因

中枢性嘔吐	心因性	身体表現性障害、ストレス
	脳疾患	脳腫瘍、脳出血、くも膜下出血、髄膜炎、脳梗塞など
	薬剤	ジギタリス製剤、モルヒネ、抗がん剤、抗うつ剤など
	視神経・前庭器官異常	緑内障、メニエール病、乗り物酔い
反射性嘔吐	代謝異常	尿毒症、糖尿病性ケトアシドーシス
	消化器疾患	急性胃腸炎、腸炎、腸閉塞、急性肝炎、胆石、胆のう炎、胆道炎、イレウス、胃がん、腹膜炎、便秘など
	泌尿器疾患	腎盂炎、尿路結石
	その他	心筋梗塞・狭心症などの心疾患 ※薬物中毒による嘔吐の可能性もある

急性の下痢

脱水などの重篤な状態に陥り、生命の危険に関わる場合があります。適切な対応が重要となります。

●対応の仕方

①急性の下痢には、細菌性下痢（O-157など）やウイルス性下痢（ノロウイルスなど）などの感染性下痢と、消化不良による下痢、アレルギーによる下痢があります（急性の下痢の種類と介護のポイントはP.113参照）。
感染症の可能性を考え、使い捨てのマスク・手袋・ビニールエプロンを着用し、排泄物の処理をします。介助するときは、臀部や肛門周辺がただれないように洗浄し、ソフトに拭き取ることがポイントです。

②体力の消耗を防ぐために安静にします。本人の楽な姿勢をとり、嘔吐を伴う場合は回復体位をとります。本人が不快に感じないように換気をするなど、臭気に気を配ることも大切です。

③バイタルサインを測定し、脱水症状の有無、悪心・嘔吐の有無、発熱の有無、手足の冷感の有無、冷汗の有無、血便の有無、腹痛・腰痛の有無、肛門周囲のかぶれの有無などの症状を確認します。脱水症状が見られる場合は水分補給を十分に行い、緊急受診をします。

④施設などで他にも同じ症状の人がいれば感染予防対

策をします。感染経路の特定をし、室内や調理具などの消毒や、便・吐物などの汚染処理などを迅速に行うことが大切です。
日頃からの手洗い、うがいの励行や、食材の十分な水洗いおよび加熱、調理器具の消毒を徹底して感染を防止することが重要です。

●やってはいけないケア

飲むタイミングや種類によっては菌が腸内にとどまったり、病原菌が見つからなくなる可能性があるため、医師の指示なしに下痢止めなどの薬を飲ませてはいけません。

- **下痢止め（止痢剤）**⇒菌を腸に閉じ込め、異常繁殖させることもある。内容物を長くとどめ、毒素吸収を促す結果になりかねない
- **抗生物質・抗菌剤**⇒菌が死ぬと病原菌が見つからないこともある。また、菌が死んで菌毒素が大量放出することもある

●考えられる原因

病原性大腸菌（O-157）、サルモネラ菌、腸炎ビブリオ、ノロウイルス、ロタウイルス、食べすぎ、飲みすぎ、アレルギーのある食物の飲食など。

●対応のチェックポイント

□排泄物を処理するときに、使い捨てのマスク・手袋・ビニールエプロンを着用しましたか？
□嘔吐を伴う場合は回復体位をとりましたか？

□不快を感じないように換気に心がけましたか？
□下痢以外の症状の確認をしましたか？
□脱水症状を防ぐために水分補給を十分に行いましたか？
□感染予防対策をしましたか？

●記録の残し方

①便の量や色
②いつから始まったのか
③下痢の回数
④食事内容
⑤脱水症状の有無、悪心・嘔吐の有無、発熱の有無、手足の冷感の有無、冷汗の有無、血便の有無、腹痛・腰痛の有無、肛門周囲のかぶれの有無などの症状
⑥体温、脈拍、呼吸数、血圧
⑦持病と併用している薬

急性の下痢の種類と介護のポイント

下痢の種類		原因	介護のポイント
感染性下痢	細菌性下痢	病原性大腸菌(O-157)、サルモネラ菌、腸炎ビブリオなど	マスク・手袋の着用／手洗いの励行／塩素系漂白剤による便器などの消毒／衣類の消毒／水分補給
	ウイルス性下痢	ノロウイルス、ロタウイルスなど	次亜塩素酸ナトリウムで広範囲に消毒
消化不良による下痢		食べすぎ、飲みすぎ、冷えなど	飲食の制限／保温・安静
アレルギー性の下痢		アレルギーのある食べ物を食べた・飲んだなど	原因物質の除去

下血をしている

突然の下血は生命に関わる場合があります。すぐに対応し、救急搬送してください。

●対応の仕方

①下血には胃・十二指腸・小腸・大腸などの消化器官からの出血の場合と、肛門周囲から出血する場合があります。便の色や質を観察することで、どのあたりからの出血かの見当をつけることができます(P.116下血の色と病気の表参照)。
出血の量が多い場合は貧血や意識消失につながります。意識状態を確認し、すみやかに救急車を呼びます。

②意識がある場合は、多量の下血があると不安が強くなるため、安心できるように寄り添い、声をかけます。バイタルサインを測定し、腹痛・腰痛の有無、発熱の有無、手足の冷感の有無、冷汗の有無、貧血・血圧低下の有無、悪心・嘔吐の有無、痔核など肛門周囲の炎症の有無などの症状を確認します。
また、排便の回数や量、便の色(黒色・暗赤色・鮮紅色)、いつから血便か、お腹の張り、下腹部に外傷はないか、食事内容や排便頻度・量に変化はないか、どんな薬を飲んでいるかなどのチェックをします。本人が楽な体位を保ち、嘔吐をしているときは回復体位をとります。

③腹痛が激しい場合や、嘔吐がある場合、出血が多い場合は絶飲食にして、横向けにして膝を曲げて寝かせます。寒気がするときは保温して緊急受診します。

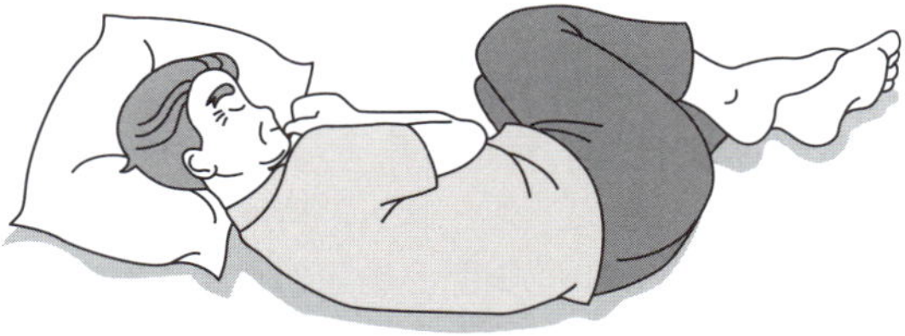

寒気がするときは毛布などをかけ、保温する

●やってはいけないケア

腹痛症状を伴うときなどは、医師の許可が出るまでは、飲んだり食べたりさせてはいけません。

●考えられる原因

胃潰瘍、十二指腸潰瘍、結腸がん、大腸憩室炎、潰瘍性大腸炎、直腸がん、痔核、急性出血性胃炎、腸閉塞、細菌性腸炎、虚血性腸炎など。

●対応のチェックポイント

□意識状態を確認しましたか？
□便の色を確認しましたか？
□便の量を確認しましたか？
□随伴症状の観察をしましたか？
□絶飲食にしましたか？
□保温をしましたか？
□安心できるように声をかけましたか？

●記録の残し方

①便の量や色、性状
②腹部症状(腹痛など)
③過去に下血はあったか
④消化性潰瘍の既往など
⑤腹痛・腰痛の有無、発熱の有無、手足の冷感の有無、冷汗の有無、貧血・血圧低下の有無、悪心・嘔吐の有無、痔核など肛門周囲の炎症の有無などの症状
⑥体温、脈拍、呼吸数、血圧
⑦持病と併用している薬
※オムツやパッドなどに便が残っていれば袋に入れて持参します。

下血の色と病気

便の色	特徴	考えられる病気
黒色便・タール便	コールタール、海苔の佃煮のような暗黒色の便	上部消化管出血、小腸の潰瘍、小腸憩室炎など
粘血便	ドロッとした粘液と血液が混じっている便	潰瘍性大腸炎、大腸がんなど
鮮血便	鮮やかな色の血液が便に付着する。または便とともに多量に出血した状態の便	痔核、大腸がん、大腸憩室炎など

下血のおもな原因

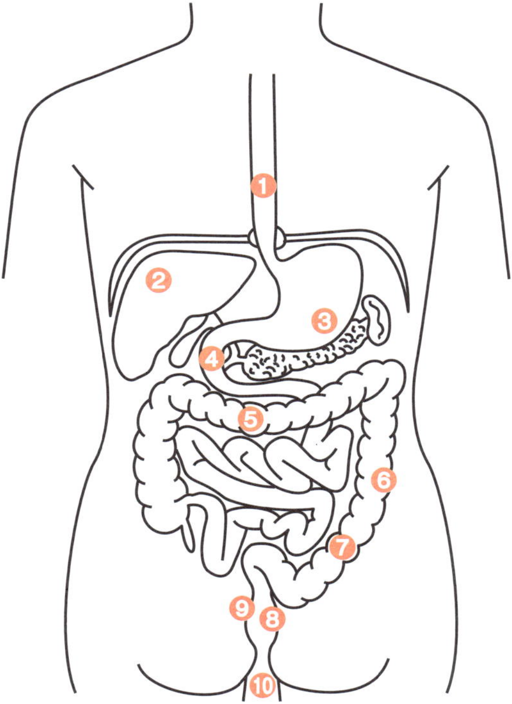

①食道静脈瘤	⑧潰瘍性大腸炎
②肝硬変	⑨直腸がん
③胃潰瘍	⑩痔核
④十二指腸潰瘍	その他、
⑤結腸がん	急性出血性胃炎、
⑥大腸憩室炎	腸閉塞、細菌性腸炎、
⑦大腸ポリープ、大腸がん	虚血性腸炎など

血を吐いた（喀血・吐血）

喀血も吐血も、高齢者の場合は量の多少に関わらず応援を呼び、救急搬送をする準備をしてください。

●対応の仕方

①まず、喀血（呼吸器からの出血）か吐血（消化器からの出血）かを判断する必要があります（喀血と吐血の特徴はP.121の表参照）。わからないときは、とりあえず横向きに寝かせて救急車を呼んでください。

(a)喀血⇒血の状態は赤くて泡状です。横向きに寝かせます。横向きが苦しい場合は、本人が楽な姿勢をとらせますが、窒息しないように顔は横向きにします。

(b)吐血⇒血の状態は黒くてドロッとしています。顔を横に向け、膝を立てて仰向けに寝かせます。

②身体を①の状態にしてから、口を開かせて血の塊や吐いたものを取り除きます。感染予防のため、介護者は手袋を着用し、血液には直接触れないようにしてください。

③バイタルサインを測定し、咳き込みの有無、手足の冷感の有無、冷汗の有無、頭痛・胸痛・腹痛の有無、血液の量、繰り返し吐いているか、血液の色（真っ赤かどす黒いか）などの症状を確認します。寒気がある場合は保温をします。

喀血・吐血したときの体位

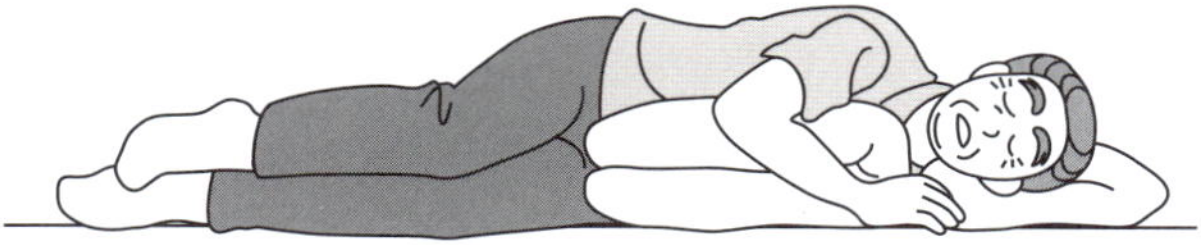

ショック体位

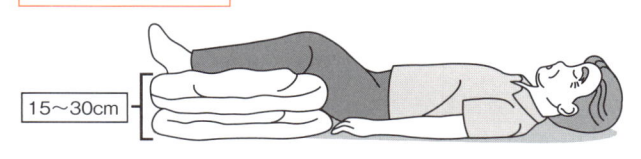

ファウラー位（半座位）

上体を 45 度から
60 度起こした体位

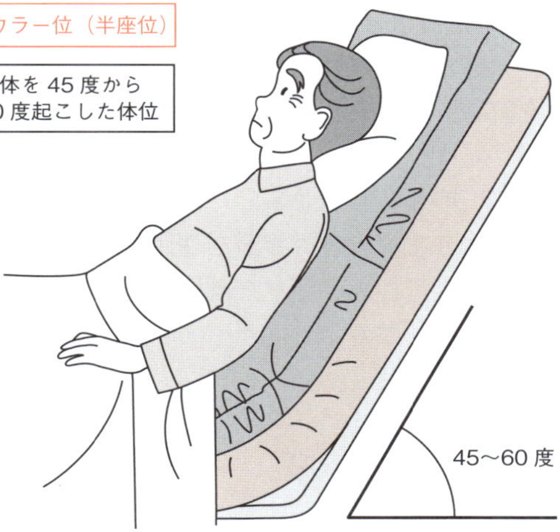

●やってはいけないケア

誤嚥のおそれがあるため、顔を上に向けて寝かせてはいけません。出血や嘔吐を誘引してしまうため、胃薬や吐き気止めを飲ませてはいけません。

●考えられる原因

・**吐血**

食道静脈瘤破裂、逆流性食道炎、マロリー・ワイス症候群、胃潰瘍、胃がん、出血性胃炎、十二指腸潰瘍、十二指腸憩室炎、薬剤(鎮痛剤など)など。

・**喀血**

肺炎、気管支拡張症、肺がん、肺結核、肺梗塞、左心不全(急性肺水腫)、白血病、血小板減少性紫斑病、外傷、急激な気圧変化、高圧ガス・毒ガス吸入など。

●対応のチェックポイント

□喀血か吐血かの判断をしましたか？
□血を吐(喀)いたときにとらせる基本体位をとりましたか？
□顔を横に向けて寝かせましたか？
□吐物をかき出すときは手袋を使用しましたか？
□血を吐(喀)く以外の症状を確認しましたか？
□保温をしましたか？

●記録の残し方

①吐(喀)いたときの状況
②血の色や状態・量
③出血は続いているか止まったか

④体温(冷たい、熱い)
⑤咳き込みの有無、手足の冷感の有無、冷汗の有無、頭痛・胸痛・腹痛の有無などの症状
⑥体温、脈拍、呼吸数、血圧
⑦持病と併用している薬
※吐物や血液を保存できれば袋に入れて受診の際に持参してください。

喀血と吐血の特徴

	喀血	吐血
出血部位	呼吸器(咽頭、気管、気管支、肺)から出血	消化器(食道、胃、十二指腸)から出血
前兆	のどのあたりがかゆい、胸が苦しい	吐き気、胃のあたりの不快感
出血状況	咳と一緒に血を喀く	嘔吐(食べたものなど胃の内容物)と一緒に血を吐く
色	鮮紅色が多い	暗赤色、急激な出血の場合は鮮紅色
血の状態	細かい泡をたくさん含んでいる	塊状、固まりやすい
食べたもの	混じっていない	しばしば混じる
量	吐血より少ない	比較的大量
発熱	しばしば発熱を伴う	なし
便の状態	正常のことが多い	黒色便、タール便
過去の病歴・持病	呼吸器や心臓の病気	胃や食道、肝臓の病気
持続時間	長い	長くないが繰り返し吐くことがある

鼻血が出た

日常的に起こる鼻血ですが、原因不明で鼻の両側からドクドク流れ出ているときは緊急を要します。

●対応の仕方

①衣服をゆるめて顔をやや下に向け、上体を起こして座る姿勢をとります。

②親指と人差し指を使って水に潜るときのように鼻の下の方(小鼻のキーゼルバッハ部位)をつまみ、5分ほど圧迫します。止まらないときはもう一度5分ほど圧迫します。

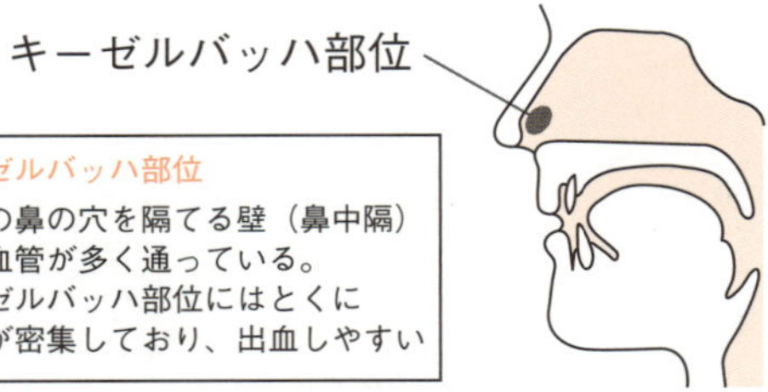

キーゼルバッハ部位

左右の鼻の穴を隔てる壁（鼻中隔）には血管が多く通っている。
キーゼルバッハ部位にはとくに動脈が密集しており、出血しやすい

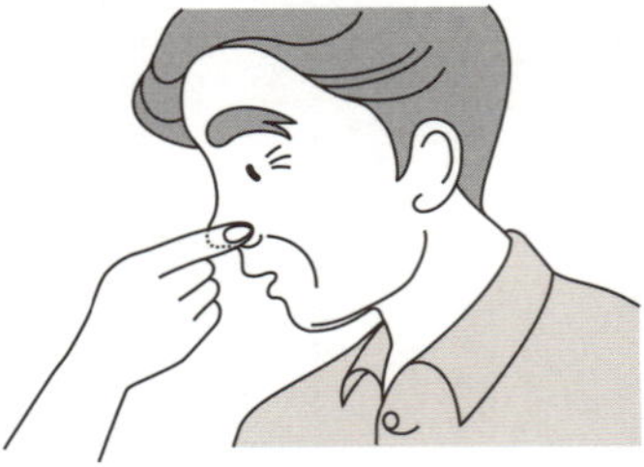

③冷たいタオルや氷のうなどで鼻を冷やすと血管が収縮するので効果があります。また、精神的にも落ち着きます。

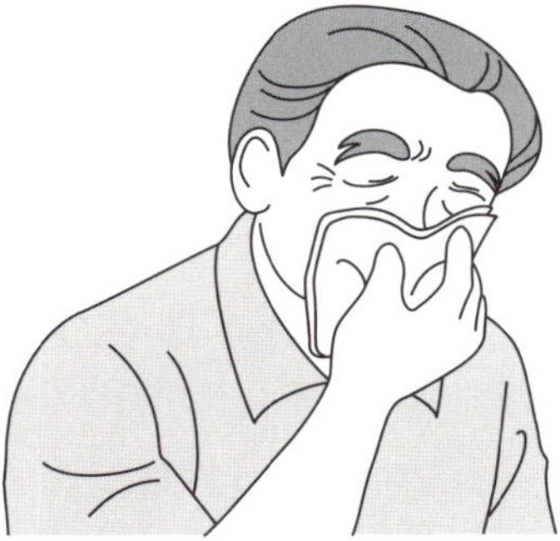

冷たいタオルや氷のうなどで鼻を冷やすと、
血管が収縮するので鼻血が止まりやすくなる

④清潔で柔らかい綿や布(ガーゼ)を鼻に詰め、小鼻を指でつまんで圧迫します。

⑤②〜④の圧迫止血を10分以上行っても鼻血が止まらず、大量に出血している場合は、救急受診します。

⑥出血は止まったものの、ショック症状(P.148参照)や意識低下が見られた場合は、気道を確保し、すみやかに救急車を呼びます。

⑦出血が止まり、意識障害・頭痛・血圧低下などの随伴症状がなければ、うがいをし、血液で汚れた衣類を着替えて毛布などで保温し、様子を観察します。

●やってはいけないケア

上を向かせてはいけません。血液がのどに流れて気分が悪くなったり、嘔吐してしまうからです。のどに流れ込んだ血液は飲み込まずに吐き出させましょう。

仰臥位で寝かせてはいけません。本人の希望で仰臥位にする場合も、必ず頭を高くするようにして頭を少し下に向かせ、のどに流れ込む血液を口から吐き出せるようにしておきます。

後頭部を叩いてはいけません。叩くことで出血を促したり、唾液や血液を誤嚥することがあるからです。

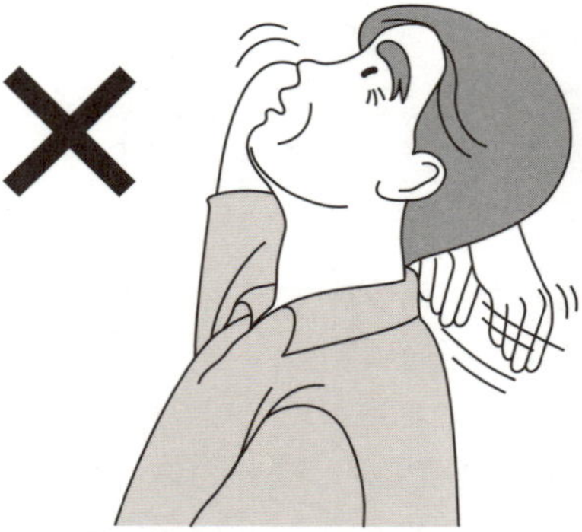

後頭部を叩くと出血を促すことがある

●考えられる原因

高血圧や糖尿病、アレルギー性鼻炎、抗凝固剤の服用、鼻打撲、鼻いじりなど。

●対応のチェックポイント

□上半身を起こし前かがみの姿勢をとらせましたか？
□キーゼルバッハ部位を5分以上圧迫しましたか？
□鼻を冷やしましたか？
□清潔なガーゼ、脱脂綿を詰めましたか？
□バイタルサインを測定しましたか？
□服用している薬との関係を確認しましたか？
□本人が安心できる声かけをしましたか？
□止血後の意識状態、バイタルを確認しましたか？

●記録の残し方

①鼻血が出た状況
②出血の量
③止血するまでの時間と方法
④体温、脈拍、呼吸数、血圧
⑤持病と服用している薬
⑥本人の様子

Column 鼻血と薬の関係に注意！

心筋梗塞や脳卒中の人に投与されるアスピリンやワーファリンは血液が血管内で固まるのを抑制する作用があるので、出血しやすくなります。抗がん剤には、白血球や血小板が減少して出血が止まりにくくなる副作用があります。ステロイドも副作用として、毛細血管が破れやすくなるため出血しやすくなります。

尿が出ない・出にくい

尿が出ない理由は、精神的なものから悪性腫瘍まで多岐にわたります。丁寧に観察して対応します。

●対応の仕方

①膀胱に尿はたまっているのに、出ない・出にくいというときには以下の点を確認し、これらの随伴症状が見られたら、本人に楽な姿勢をとらせて救急受診します。

・12時間以上尿が出ていない
・下腹部に痛みがある
・冷汗が出ている
・吐き気・嘔吐がある
・下腹部がふくらんでいる

②①の症状が見られないときは、リラックスできる環境を整えて、排尿を促します。

・カーテンで隠したり、音楽で排尿時の音を消すなどします。
・腹圧のかかる体位をとります。座位になったり、臥位の場合は上半身を起こし膝下に枕を入れると排泄しやすくなります。
・下半身を温めます。
・水が流れる音を聞かせます。水の流れる音に脳が反応して尿が出ることがあるからです。
・微温湯を陰部にかけます。

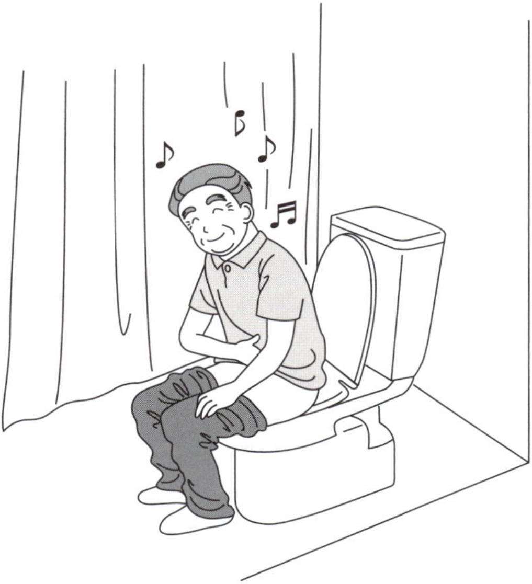

プライバシーが保護された環境で、ゆっくり排泄してもらう

③環境を整えて排尿を促しても尿が出ず、腹部膨満感がある場合、最後の排尿から12時間以上経過しているときは、できるだけ早く受診します。

④環境を整えて排尿があった後は、本人が楽な体位をとらせ、毛布などで保温します。

●やってはいけないケア

水分を与えてはいけません。尿がたまって排泄できない状態なので、さらにつらくなるからです。

むやみに下腹部を刺激してはいけません。排尿障害の原因によっては、刺激することで痛みや出血が増すことがあるからです。

●考えられる原因

前立腺肥大症、神経因性膀胱、尿道狭窄、尿路結石、尿道がん、尿道炎、腎不全、薬剤の副作用など。

●対応のチェックポイント

□いつから尿が出ていないか確認しましたか？
□下腹部に痛みはないか確認しましたか？
□冷汗、吐き気・嘔吐を確認しましたか？
□排尿に適した環境をつくりましたか？
□バイタルサインを測定しましたか？
□服用している薬との関係を確認しましたか？
□本人が安心できる声かけをしましたか？
□出た尿の量・性状を観察しましたか？

●記録の残し方

①いつから尿が出にくくなっているか
②下腹部の痛みなど随伴症状の有無
③持病と服用している薬
④体温、脈拍、呼吸数、血圧
⑤出た尿の性状、量
⑥排尿後の本人の様子（訴え・行動）

尿の異常

尿閉	尿が膀胱に充満していて尿意があるのに排尿できない状態で、苦痛を伴う。尿路結石や前立腺肥大症、神経因性膀胱、内服薬の副作用などが原因で起こることが多い。尿路感染、腎機能低下、水腎症を起こすおそれがある。治療は、尿道からカテーテルを膀胱内に挿入して、導尿する
無尿	1日尿量が100mL以下をいう。腎臓の機能が極端に低下した状態で、膀胱内に蓄尿がないので尿意がない。急性腎炎、慢性腎不全、心不全など。
乏尿	1日尿量が500mL以下をいう。体内に老廃物がたまり、代謝性アシドーシスとなる。原因は、慢性腎不全、水分の摂取不足など

頻尿	水分摂取量が多ければ排尿回数は増えるが、昼間8回以上、夜間睡眠時に3回以上で1日10回以上トイレに行く場合をいう。原因として、神経因性膀胱、膀胱炎、前立腺炎など
多尿	1日尿量がおおむね2500mL以上ある場合をいう。原因は、糖尿病、尿崩症、水分の大量摂取など

※排尿障害を起こしやすい持病を持っている利用者には、日常的に尿量・排尿回数・尿の出方・腹部の状態を確認しましょう。

Column 排尿困難とは

排尿時に以下のような症状がある場合は、受診しましょう。

- 尿の勢いが弱い(尿勢低下)
- 尿が1本ではなく分かれて飛び散る(尿線分割)
- 尿をしている間に尿が途切れる(尿線途絶)
- 尿が出るまでに時間がかかる(排尿開始遅延)
- 尿をするときに力む必要がある(腹圧排尿)
- 尿の終わり際に勢いが弱まり尿が滴下する(排尿終末時尿滴下)

血尿が出た

血尿は腎臓から尿道口までの経路に何らかの異常がある場合に起こる症状で、早期に受診する必要があります。

●対応の仕方

①血尿の状態とその前後の本人の状態を観察します。
尿が出なくなる・強い痛みがある・血圧低下などの症状が見られたときには緊急受診します。

血尿の状態

- 血尿の量
- 性状（ドロッとした血液が混じっているか？）
- 色と臭い
- いつから始まったのか？（続いているのか？）
- 性器や肛門からの出血ではないか？

利用者の様子

- 出血後も尿は出ているか？
- 残尿感はないか？
- 排尿時に痛みはないか？
- 腹部・背部に痛みはないか？
- 転倒して腹部や腰部を強打していないか？
- 発熱はしていないか？
- 血圧は低下していないか？
- 下痢はしていないか？

②本人にとって安楽な姿勢をとらせ、保温に留意します。

仰臥位

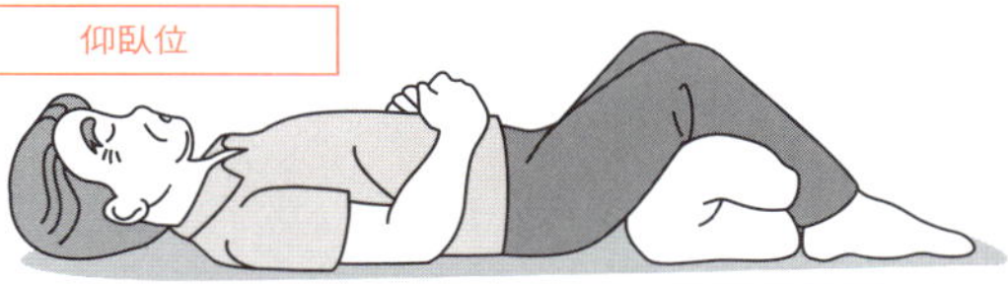

仰向けに寝かせる場合は、腹部の緊張をやわらげるため、膝の下に座布団などを入れるとよい

側臥位

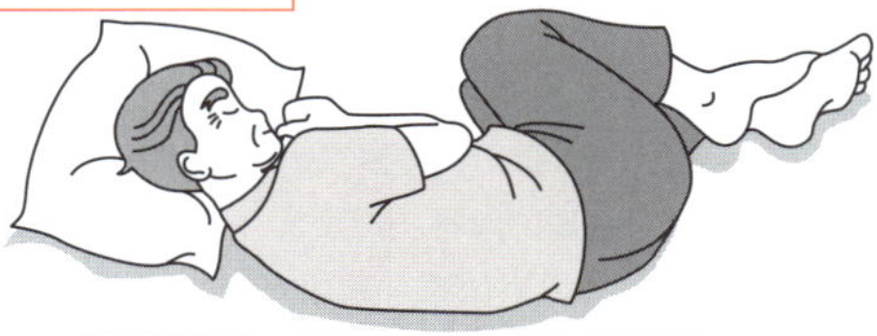

横向きに寝かせる場合は、両足を曲げると腹部の緊張が取れて楽になる

血液を見たことで利用者は気が動転しています。「大丈夫ですよ」など、利用者が安心できる声かけを行い、しばらくそばに付き添ってあげましょう

●やってはいけないケア

血尿は放置してはいけません。重大な泌尿器疾患が原因であることが多いので、必ず検査を受けるようにします。採尿前にビタミンCや抗生物質であるテトラサイクリン(商品名はミノマイシン、ビブラマイシンなど)を摂取していると、出血があっても偽陰性になることがあるので気をつけましょう。激しい運動をすると、陽性になる場合があるので、検査前に運動をすることは避けてください。

●考えられる原因

下表を参照してください。

血尿で疑われる疾患

血尿の状態	その他の症状	疑われる疾患
尿全部が血尿	尿量減少／顔・手足のむくみ／血圧上昇	腎炎
	無症状、ときに膀胱の痛み／排尿痛	膀胱がん
	発熱／腰背部痛／膿尿	腎盂腎炎
	排尿痛／尿が途中でとぎれる	膀胱結石
	排尿痛／頻尿／膿尿／残尿感	膀胱炎
	腰、わき腹、下腹部に強い痛み	腎結石、尿管結石
尿の後半に血尿	排尿困難／頻尿／尿閉	前立腺がん
	排尿後の不快感／頻尿／腰や大腿部の鈍痛	前立腺炎
	頻尿／排尿困難／残尿感／排尿障害	前立腺肥大症
尿の前半に血尿	排尿後の不快感／尿の濁り／排尿時に焼けるような痛み(急性時)	尿道炎

※オムツに排泄している場合はわかりにくいことが多いので、介護者は特に注意して、尿の量・色・臭いを観察します。残尿感、排尿時の痛みがないかなどについても、声をかけて確認するようにしましょう。

●対応のチェックポイント

□血尿を丁寧に観察しましたか？
□排尿前後の本人の様子を把握しましたか？
□安楽な姿勢をとらせ保温に留意しましたか？
□声かけをして、不安の除去に努めましたか？
□ふだん服用している薬との関係を調べましたか？
□陰部を清潔にしましたか？

●記録の残し方

①いつから血が混じっているのか
②どんな色・臭いか
③血尿の量
④持病と服用している薬
⑤体温、脈拍、呼吸数、血圧

腎・泌尿器のしくみと血尿を症状とする疾患

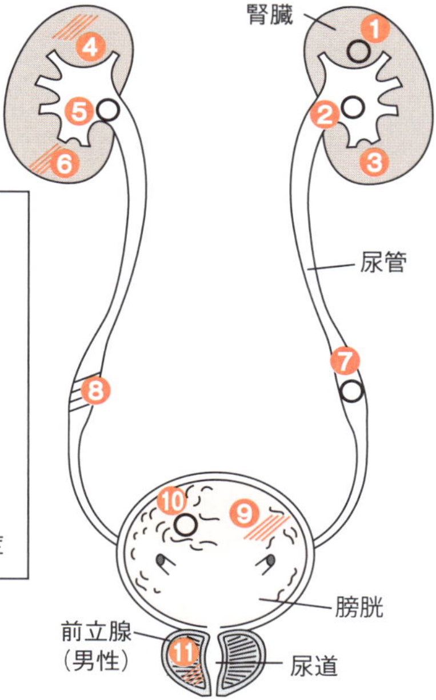

①腎炎
②腎結石
③腎外傷
④腎がん
⑤腎盂腫瘍
⑥腎動静脈瘻
⑦尿管結石
⑧尿管腫瘍
⑨膀胱炎
⑩膀胱腫瘍
⑪前立腺がん・肥大症

チアノーゼが出た

チアノーゼは、皮膚や粘膜が青みを帯びた状態になることで、血流量が不足したときなどに起こります。

●対応の仕方

①呼びかけて意識状態の程度を確認します。呼吸困難や呼吸が停止している場合は、気道を確保し、心肺蘇生・AEDを行い（Chapter3参照）、すみやかに救急車を呼びます。

②意識があり、呼吸も普通であれば、チアノーゼが見られる部位と程度を調べます。
皮膚や唇、舌が青くなり、尿量が減少してむくみが見られる場合は毛布などで保温し、救急受診します。

③チアノーゼが手足の指先や爪に現れているときには、保温します。

●やってはいけないケア

身体を冷やしてはいけません。冷やすことで血行が悪くなり、チアノーゼがひどくなるからです。

自己判断で酸素吸入をさせてはいけません。気管支喘息などでは呼吸停止や意識障害が起こることがあります。

●考えられる原因

心筋梗塞、狭心症、心不全、誤嚥、アナフィラキシーショック、肺炎、気管支喘息、貧血、甲状腺機能亢進症、脳血管障害、手足の血行障害など。

●対応のチェックポイント

□意識レベル・呼吸の確認をしましたか？
□チアノーゼの部位・程度を確認しましたか？
□バイタルサインを測定しましたか？
□毛布などで保温しましたか？
□持病、ふだん服用している薬を確認しましたか？
□不安になっている本人に声かけをしましたか？

●記録の残し方

①チアノーゼの出た部位と程度
②チアノーゼの出現の仕方（突然か？慢性的なものか？）
③意識障害の程度
④体温、脈拍、呼吸数、血圧
⑤持病と服用している薬
③④は、変化が一目でわかるよう時系列に記載する。

高熱が出ている

発熱は何らかの病気や不調を示していることが多いので、熱を下げることだけにとらわれず、対応します。

●対応の仕方

①バイタルサインを測ります。

②以下の随伴症状を確認しますが、中でもけいれん、呼吸苦、しびれが見られた場合は、緊急受診します。それ以外の随伴症状であれば、様子を見ます。

随伴症状

けいれん／呼吸苦／しびれ／嘔吐／下痢／尿の濁り／尿量減少／腹痛／頭痛／咳き込み／喀痰／悪寒／頻脈／関節痛／口渇／脱力感／めまい／発汗／食欲不振

③随伴症状、悪寒がなければクーリングします。悪寒がある場合は、全身を毛布などで覆って保温します。

④吐き気がなければ温かい飲み物を飲ませ、水分補給をします。

⑤悪寒がおさまったら再度体温測定を行います。その後もスポーツドリンクや果汁などでこまめに水分補給を行いながら、観察します。汗をかいていたら乾いたタオルで拭いて着替えさせます。食欲があれば消化がよく口当たりのよい食べ物を与え、皮膚や口唇・口腔内の清潔にも留意して対応します。室温は

20℃、湿度は60％前後に調整します。室内は静かで直射日光が当たらないようにします。換気にも注意します。

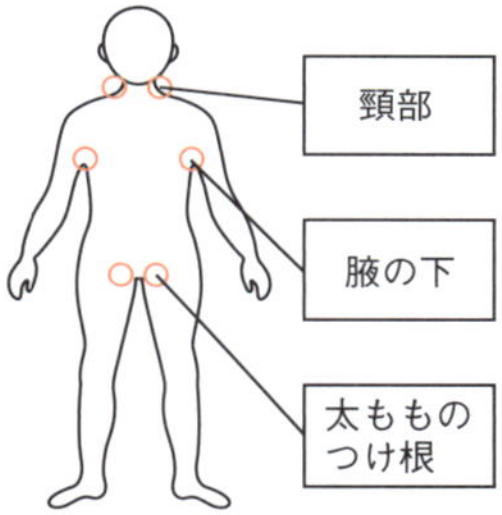

悪寒がない場合、またはおさまったら、身体を冷やす。通常は頭部（額や後頭部）を冷やすが、高熱の場合は頚部、太もものつけ根、腋の下など、脈が触れる箇所を冷やすと効果的。1時間に1回程度バイタルサインを測定し、解熱したら保冷剤は外す

Chapter 4

●やってはいけないケア

自己判断で、解熱剤を服用させてはいけません。解熱剤で急激に体温を下げると、免疫力の低下や回復の遅れを招くおそれがあります。必ず医師の指示を受けて与薬します。

●考えられる原因

敗血症、かぜ症候群、インフルエンザ、肺炎、急性扁桃炎、気管支炎、誤嚥性肺炎、腎盂腎炎、尿路感染症、悪性貧血、溶血性貧血、悪性腫瘍、誤嚥、脱水症、関節リウマチ、膠原病、薬物アレルギーなど。

●対応のチェックポイント

□バイタルサインを測定しましたか？
□しびれ、呼吸苦などの随伴症状を観察しましたか？
□悪寒があるとき、保温しましたか？
□クーリングしましたか？
□水分補給をしましたか？
□安楽になれるよう環境を整備しましたか？

●記録の残し方

①体温、脈拍、呼吸数、血圧
②意識障害の程度
③随伴症状の有無：呼吸苦／嘔吐／下痢／尿の濁り／腹痛／頭痛／咳き込み／喀痰
④服薬の状況
⑤食欲の有無、気分の状態、尿の量と回数
①②③は、変化が一目でわかるよう時系列に記載する。

Column 発熱のサインを見逃すな

一般的に体温が37℃を超えることを発熱といいますが、平熱は個人差が大きいので、あくまでその人の平熱と比較して判断するようにします。特に、高齢者は体温調節機能が低下しているので、肺炎などを起こしていても高熱にならず、また自覚症状も乏しいので、介護者が気がついたときには重篤な状態になっていることが少なくありません。顔が紅潮している、眼がトロンとしている、ぐったりして、元気がない、身体が熱いなど、ふだんから丁寧に観察するようにします。

誤飲した

飲んだものによっては吐かせてはいけないことがあります。生命に関わる危険があるので迅速に対応します。

●対応の仕方

①呼びかけて意識状態の程度を確認します。呼吸困難や呼吸が停止している場合は、気道を確保し、心肺蘇生・AEDを行い（Chapter3参照）、すみやかに救急車を呼びます。

②意識があり、呼吸も普通であれば、回復体位にして自然に吐かせ、できるだけ早く病院受診します。飲んだものがわかっているときは、誤飲したものを手元において、中毒110番に連絡し、指示を仰ぎます。

「中毒110番」連絡先と連絡事項

●つくば中毒110番

029-852-9999（無料／無休／9：00～21：00）

●大阪中毒110番

072-727-2499（無料／無休／24時間対応）

●たばこ専用電話（大阪中毒110番）

072-726-9922（テープによる情報提供／無料／無休／24時間対応）

●連絡時に伝えること

①誤飲した人の氏名・年齢・性別・体重

②誤飲したものの商品名／会社名／用途／摂取量／発生時刻

③現在の状態

④連絡している人の氏名・誤飲した人との関係

⑤電話番号

●やってはいけないケア

意識がないとき、何を飲んだのかわからないときは吐かせてはいけません。

嘔吐した後は仰向けにしていてはいけません。嘔吐物で窒息することがあるからです。

薬品や洗剤などを飲食物の容器に移し替えることはやってはいけません。食べ物と日用品を同じところに保管することもやめましょう。

吐かせてはいけないもの

誤飲したもの	理由
灯油、ベンジン、マニキュア除光液、殺虫剤など	気管に入ると肺炎を起こすため
漂白剤、トイレ洗剤、トイレ消臭剤、排水パイプ洗浄剤など	食道から胃の粘膜に炎症を起こすため
樟脳	けいれんを起こす可能性があるため
薬の包装シート	シートの角で内臓を傷つけるため

●対応のチェックポイント

□意識レベル・呼吸の確認をし、迅速に対応しましたか？
□何をどのくらい飲んだのか把握しましたか？
□吐かせてよいものかどうか確認しましたか？
□誤飲したものを保管しましたか？
□全身状態を観察しましたか？

●記録の残し方

①誤飲したものの品名と量
②誤飲した状況(時間・周囲の状況)
③意識レベル、呼吸困難、嘔吐の程度
④体温、脈拍、呼吸数、血圧
⑤持病と服用している薬
⑥誤飲後の状況

Column 正しい吐かせ方

吐かせるのは意識がある人のみです。上体を起こして前かがみの姿勢をとります。吐いたものでのどを詰まらせないためです。

水や牛乳、卵白などを飲ませてもよい場合は飲ませ、指を舌の奥に入れるなどして嘔吐反射を起こして吐かせます。

吐かせる人は、噛まれたり感染するのを防ぐため、ビニール手袋をはめるか、指に清潔な布(ガーゼ、ハンカチなど)を巻きつけて行います。

吐いたものは必ず医師に見せます。吐いた後は、吐物がのどの奥に残っていることがあるので、窒息を予防するため必ず横向きの姿勢で休むようにします。

●水または牛乳を飲ませたほうがよいもの

シャンプー、ヘアリンス、漂白剤、トイレ洗剤、換気扇洗剤、消臭剤、乾燥剤(シリカゲル)、使い捨てカイロ、ほう酸ダンゴ、除草剤など。

●水や牛乳を飲ませてはいけないもの

灯油、マニキュア除光液、殺虫剤、たばこ、たばこが溶けた水など。なお、防虫剤の樟脳、ナフタリンは水は飲ませてもよい。

●様子を見てよいもの

絵の具、蚊取り線香、口紅、クレヨン・クレパス、ティッシュ、ボタン、消しゴム、紙オムツなど。

誤嚥した

誤嚥とは、食べ物や唾液が気道に入ってしまうことですが、介護力で十分防ぐことができる事故です。

●対応の仕方

①応援を呼びます。呼びかけて意識状態の程度を確認します。反応がない場合は、心肺蘇生・AEDを行い(Chapter3参照)、すみやかに救急車を呼びます。

②意識があり、咳が出ていれば、それは異物を身体から排出しようとする反応なので、そのまま咳を続けさせます。

③意識があり、咳ができないときは、背中を叩く**背部叩打法**、上腹部を圧迫する**ハイムリック法**で誤嚥したものを吐き出させます。

④吐き出せないときには吸引器を使います。

⑤吸引器でも吐き出せないとき、誤嚥したものを吐き出しても呼吸がつらいときには救急受診します。呼吸が楽になったようなら、経過を見て受診します。

●やってはいけないケア

異物をのどの奥に押し込んでしまうことがあるため、のどの奥にむりやり指を突っ込んではいけません。

掃除機で直接吸い出そうとしてはいけません。ほとんど効果がないばかりか、口の中を傷つける可能性があるからです。

ハイムリック法、背部叩打法は、利用者の意識がない場合は施行してはいけません。

ハイムリック法(上腹部圧迫法)

ハイムリック法は、誤嚥をして食べ物をのどに詰まらせた場合に対する異物の除去法の1つです。意識のない人や 妊婦、乳児に対して行ってはいけません

立位

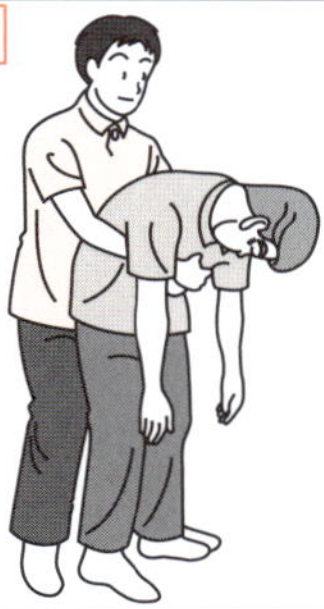

座位

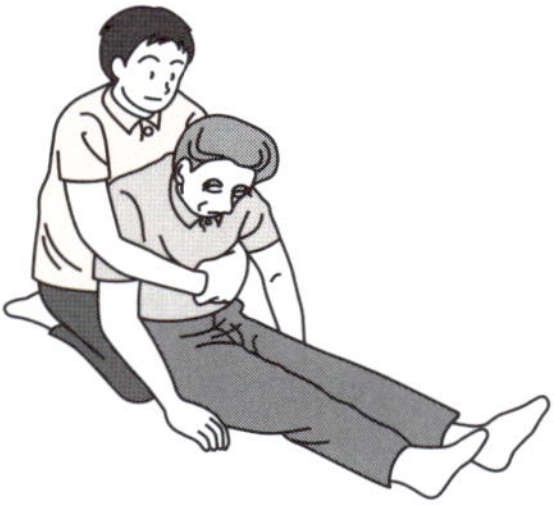

①誤嚥した人を後ろから抱きかかえ、片手で握りこぶしをつくり、みぞおち（へそのやや上方）に当てます
②みぞおちに当てたこぶしを片方の手で握り、内上方に向かって圧迫するように押し上げます
③異物が取れるか、傷病者の反応がなくなるまで、①②を繰り返します
※剣状突起や胸骨の真下を圧迫しないように、注意しましょう。ハイムリック法は腹部の臓器を傷つける恐れがあるので、行った場合は救急隊・医師に報告します

背部叩打法

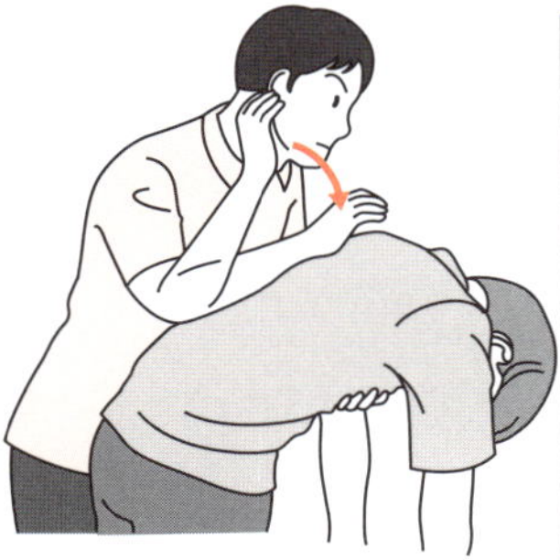

誤嚥した人の後ろから左右の肩甲骨の中間あたりを、手のつけ根（手根部）で何度も連続して叩きます。異物が取れるか、誤嚥した人の反応がなくなるまで続けます。
背部叩打法は乳幼児には効果的ですが、成人では詰まったものを吐き出させる力としては、それほど強いものではありません。効果がなければすみやかに他の方法に切り替えます。

Chapter 4

●対応のチェックポイント

□意識レベル・呼吸の確認をしましたか？
□咳を続けさせましたか？
□行った処置を救急（医師）に報告しましたか？
□異物を除去した後の様子を観察しましたか？
□バイタルサインを測定しましたか？
□異物の確認をしましたか？
□持病、ふだん服用している薬を確認しましたか？

●記録の残し方

①誤嚥を起こした時間と状況
②意識障害の程度
③対処した方法と結果
④体温、脈拍、呼吸数、血圧
⑤病歴と服用している薬
⑥過去に誤嚥したことがあるか？
⑦本人の様子
※④は、変化が一目でわかるよう時系列に記載する。

誤嚥を予防するために

①足の裏がきちんと床につき、前かがみの姿勢がとれるように、椅子・テーブルの高さなどを調整する。
②食事の姿勢や食事形態をその利用者の状況に合わせる。
③誤嚥・窒息の既往はないか、また嚥下障害はないか把握し、注意して関わる。
④利用者の気持ちが食事に集中できるように、テレビは消すなど、環境を整える。
⑤食事介助を行うときには、飲み込んだことを確認してから次の一口を勧める。

誤薬した

即、生命に危険が及ぶ誤薬はまずありませんが、時間が経過していても必ず医師に連絡します。

●対応の仕方

①あわてる必要はありません。呼びかけて意識状態を確認します。

②意識があり、誤薬直後であれば、コップ1～2杯の水を飲ませて吐かせます。入れ歯は外し、吐いたものがのどに詰まらないように前かがみで吐かせます。うまく吐けないときは、介護者は指を本人の口に入れ、舌のつけ根を強く押して吐かせます。

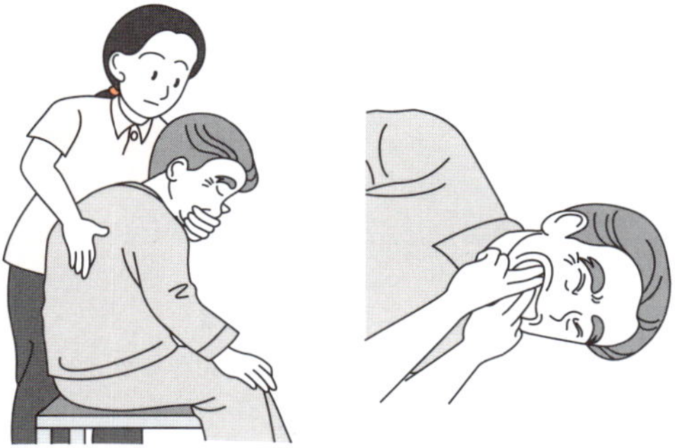

③バイタルサインを測定し、頭痛、手足のしびれ、けいれんの有無などを含め、全身状態を観察します。

④飲んだ薬を調べて医師に連絡し、指示を仰ぎます。

●やってはいけないケア

水の代わりに牛乳を飲ませてはいけません。誤薬した薬の成分が身体に吸収されやすくなることがあるからです。水を飲ませた後、右側を下にして寝かせてはいけません。腸への吸収が速まることがあります。

●対応のチェックポイント

□意識レベル・呼吸の確認をしましたか？
□水を飲ませて吐かせましたか？
□バイタルサインを測定しましたか？
□誤薬の種類、量、飲んだ時間を調べましたか？

食品と薬剤の相互作用

食物	相互作用を起こす薬品	相互作用の内容
グレープフルーツジュース	血圧降下薬、高脂血症治療薬、催眠鎮静薬、精神神経用薬	血圧が下がりすぎたり、頭痛、ふらつき、動悸などが出現することがある
納豆、クロレラ、青汁	ワーファリン(抗凝固薬)	ワーファリンのはたらきを弱める
アルコール	糖尿病治療薬、催眠薬、精神安定薬	薬の効果を強める
タバコ	喘息薬(気管支拡張薬)	薬の作用を弱める
チーズ、鶏レバー、いちじく	一部の抗うつ薬、抗結核薬	頭痛、腰痛、血圧上昇、吐き気
コーヒー、緑茶、紅茶	喘息薬(気管支拡張薬)	作用が増強され、頭痛、不眠などが起こるおそれがある
マグロなどの赤味魚	抗結核薬	顔面紅潮、発汗、吐き気などが起こるおそれがある
食物繊維の多い食品	強心薬	吸収を妨げ、作用を減弱させることがある

●記録の残し方

①誤薬の状況(時間、量、種類)
②意識障害の程度
③随伴症状の有無
④体温、脈拍、呼吸数、血圧
⑤持病と服用している薬
②③④は、変化が一目でわかるよう時系列に記載する。

誤薬を防止するために

●よくある誤薬の原因

・似た名前による間違い
・思いこみミスによる服用忘れ
・処方せんの転記ミス
・外泊時の薬渡し忘れ

●誤薬を防止するために

誤薬した、しそうだった経験をしたときには、ヒヤリハットを作成し、スタッフ間で共有しましょう。また、扱う薬の効果・副作用を知り、対象者がその薬を服用する意味を確認しつつ介助するようにします。

薬を保管するとき・服用時に分けて、防止策を考えます。

【薬を保管するとき】

①薬、薬箱を小分けし・色分けして保存する(食前・食後・外用薬の専用のケースをつくる)。
②対象者の手の届くところに薬を保管しない。
③対象者自身で薬を管理できるかどうかを確認しておく。

【服用時】

①与薬責任者を決めておく。
②服薬介助の際には、必ず氏名・服用日・時間を声に出して確認し、さらに対象者の顔を見て確認する。言える人には自分の名前を言ってもらう。
③対象者が飲んだかどうかを必ず目で確認する。
④服薬後の薬袋は、他のゴミと分けてしばらく保管しておく。

ショック状態を起こした

ショック状態は血圧が急激に下がることで、生命の危険がある状態です。迅速な対応が必要です。

●対応の仕方

①ショックの兆候が見られたら、まず呼びかけて反応を確かめます。反応がなかったり、呼吸困難や呼吸が停止している場合は、気道を確保し、心肺蘇生・AEDを行い（Chapter3参照）、すみやかに救急車を呼びます。

②呼吸が確認できたら、仰向けに寝かせて衣服をゆるめ、足を15～30cmくらい上げるショック体位をとります。頭や胸に出血があり、ショック体位がつらそうなときは水平に寝かせます。体温が逃げないよう毛布などで保温します。

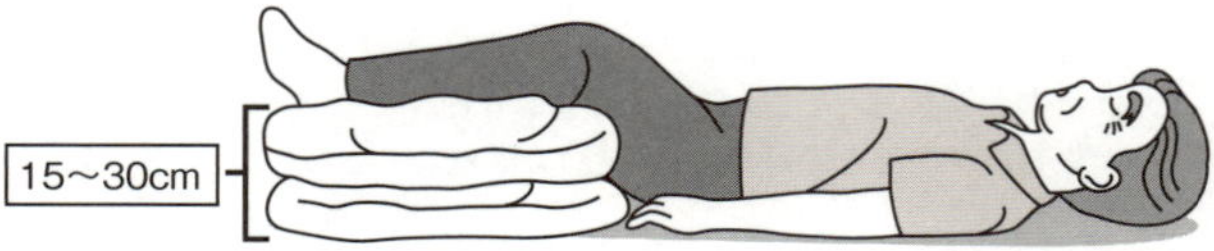

③全身状態を観察しながら、「大丈夫ですよ」と声をかけて元気づけます。

ショックの兆候

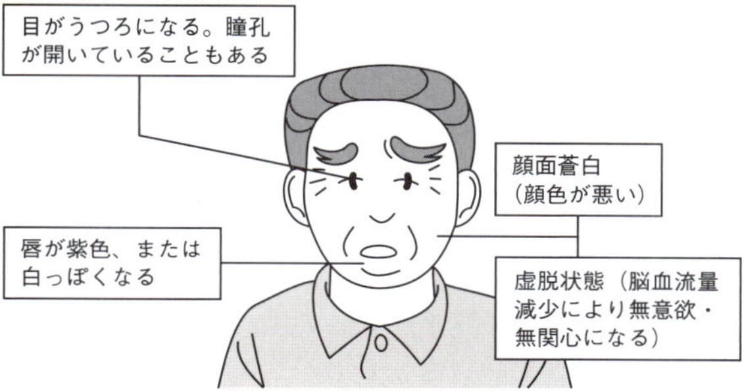
目がうつろになる。瞳孔が開いていることもある
顔面蒼白（顔色が悪い）
唇が紫色、または白っぽくなる
虚脱状態（脳血流量減少により無意欲・無関心になる）

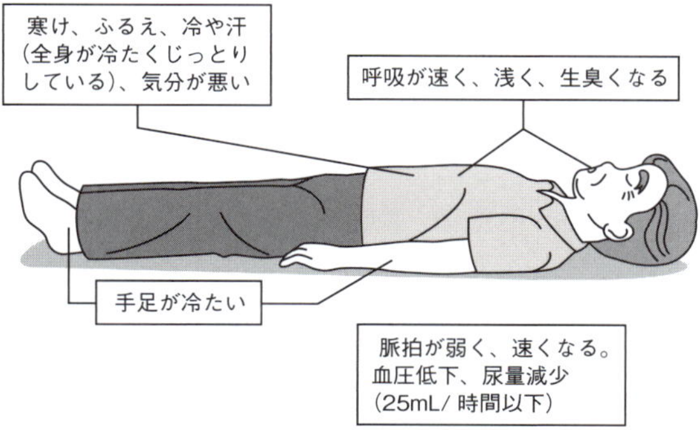
寒け、ふるえ、冷や汗（全身が冷たくじっとりしている）、気分が悪い
呼吸が速く、浅く、生臭くなる
手足が冷たい
脈拍が弱く、速くなる。血圧低下、尿量減少（25mL/時間以下）

●やってはいけないケア

座位にしたり、ベッドをギャッチアップしてはいけません。転倒しやすく脳への血流も悪くなるからです。

頭にけがをしているとき、足を骨折している場合には足を上げる体位をとってはいけません。

本人が水をほしがっても与えてはいけません。ショック状態が深まるおそれがあります。

●考えられる原因

大量の出血、やけど、重症感染症(敗血症)、心不全、アナフィラキシー(薬物過敏症など)、嘔吐など。

●対応のチェックポイント

□応援を呼んで安全な場所へ移動しましたか？
□呼吸をしていない場合は、心肺蘇生をしましたか？
□バイタルサインを測定しましたか？
□ショック体位をとりましたか？
□外傷を含め全身を観察しましたか？
□保温に努めましたか？
□声かけをして励ましましたか？

●記録の残し方

①いつ頃からどのように症状が現れたか
②体温、脈拍、呼吸数、血圧
③意識状態とレベル
④全身の状態(唇・皮膚の色、発汗の有無など)
⑤尿量

Column ショックとは何か

ショックとは、急性の循環血液量の減少により血圧が非常に低くなり、全身の組織や臓器に酸素供給欠乏が生じ、細胞が損傷を来たした状態をいいます。高齢者は代謝機能が低下しており、血圧の低下からショック状態になるまでが若年者と比べて速いため、より迅速に対応しなければなりません。

ショック状態を引き起こす誘因は以下のとおりです。

●循環性血液量減少性ショック

外傷、消化性潰瘍、吐血、下血、広範囲のやけど、脱水など。大量の出血、体液の大量喪失、水分の摂取不足などが原因で起こる。

●心原性ショック

心筋梗塞、肺塞栓症などの心臓の機能障害が原因で起こる。

●感染性ショック

敗血症など細菌の感染が原因で起こる。

●神経原性ショック

激しい痛みや予期せぬ痛み、手術前の不安、恐怖などによる自律神経の乱れなどで、血管が拡張するために起こる。

●アナフィラキシーショック

体内免疫システムの急激な反応によるショックで、ハチ毒、食物、薬物などが原因となることが多い。自分のアレルギーを知っている人は薬剤過敏症カードを持っているので、確認する。

転倒・転落した

高齢者の転倒・転落は、けがを伴うことも多く、ADLやQOLの低下に直結するので要注意です。

●対応の仕方

①呼びかけて意識状態を確認します。呼吸困難や呼吸が停止している場合は、気道を確保し、心肺蘇生・AED を行い（Chapter3参照）、すみやかに救急車を呼びます。

②バイタルサインを測定し、痛む場所、出血の有無、全身に不自然なゆがみはないかなどを丁寧に観察します。

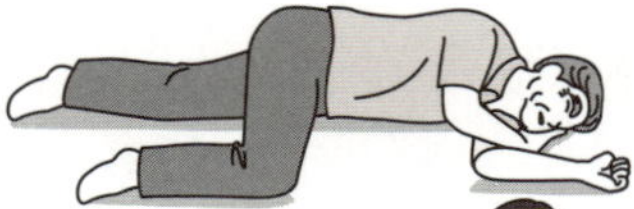
呼吸が安定しているときは回復体位で

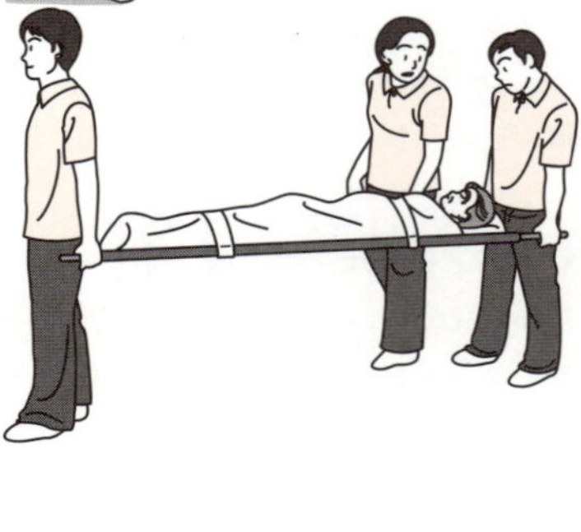
頭部・頸部・背部を打っているときは頭を固定して静かに運ぶ

③意識があり、呼吸が安定しているときは、安全な場所に移動して、衣服をゆるめ回復体位をとります。頭部・頸部・背部を打ったときには、頭を動かしてはいけません。頸椎損傷の疑いがあるからです。担架やストレッチャーで静かにすみやかに移動します。
④出血しているときは、出血部位を心臓より高い位置で保ち、傷口をガーゼなどの布で強く圧迫し、止血します。止血以外の目的で出血部位に触れてはいけません。
⑤コブができているときは、氷水で冷やしたり、冷湿布をします。

Column 頭部外傷は要注意！

頭部を強く打っていると、頭蓋内出血や頸椎損傷を起こして致命傷になる危険があります。そのときに症状がなくても、1～3日後や1か月後、数か月後に症状が出る場合もあるので、頭部を打った場合は、長期にわたって丁寧に観察するなど、要注意です。

以下の症状が見られたときは119番通報し、緊急受診します。

・頭痛がだんだん強くなってきた
・何度も嘔吐する
・けいれんが出現する
・手足がしびれてきた
・意識が低下してきた
・すぐに眠ってしまう

●やってはいけないケア

出血しているときには、刺さっているものにもよりますが、身体に刺さったものは抜いてはいけません。刺さったものが栓の役目を果たしていることがあるからです。そのまま、すみやかに受診します。

●考えられる原因

バランス能力の低下、筋力の低下、睡眠薬などの薬剤によるふらつき、骨粗しょう症、中枢神経の障害(パーキンソン病、運動失調症、認知症など)、感覚器の障害(メニエール病、白内障など)など。

●対応のチェックポイント

□応援を呼んで安全な場所へ移動しましたか？
□意識レベル・呼吸の確認をしましたか？
□バイタルサインを測定しましたか？
□不自然にゆがんでいないかなど、全身を観察しましたか？
□出血、コブなどの外傷の有無を確認しましたか？

●記録の残し方

①どのような状況で転倒・転落したのか
②意識障害の程度と出血の有無
③体温、脈拍、呼吸数、血圧
④痛む場所、全身のゆがみの具合
⑤持病と服用している薬

Column 転倒・転落を予防するために

①筋力・バランス能力・視力の低下などによる転倒・転落は高齢者の事故の大半を占めています。高齢者の歩行の特徴として歩幅が狭いことがあります。筋力低下が原因です。ふだんから運動の習慣をつけ、バランス能力、筋力を鍛えましょう。

②ふらつきやめまいを起こしやすい薬剤を服用している場合は、注意して観察しましょう。薬剤が残って、起床後にふらつきなどが見られる場合は、医師に連絡し、調整してもらいましょう。

③環境を整えます。

- 絨毯、座布団などつまづく原因になるものを床に置かない。
- 浴室には滑り止めマットレスを使用する。
- トイレ・浴槽・階段に手すりを設置する。
- 照明を明るくする。
- 廊下に障害物を置かない。
- ベッドの高さは利用者が座位で足底が床につく高さに設定する。
- 電気コードの類はできるだけ部屋の隅を通すようにし、使っていないコード類は片づける。
- カーペットや敷物はできるだけ使わない。使うときには、端をテープで止めたり、部屋の隅まで敷きつめられるものを選ぶ。
- 敷居など段差がある場所には、目立つようにカラーテープを貼る。

④転倒・転落に直結するスリッパでの歩行、大きな靴、靴下がゆるく脱げている、ズボンの裾が長いなどでは転倒のリスクが高くなるので注意しましょう。

Chapter 4

骨折した

高齢者は骨粗しょう症や骨量が減少しているため、わずかな外力でも骨折を起こしやすくなっています。

●対応の仕方

①骨折の部位を確認します。高齢者は骨折しやすくなっているだけでなく、骨についている筋肉が弱く、骨折していてもそれほど痛みを感じないことが多いので、表情や部位の観察を丁寧に行います。高齢者が骨折しやすい部位は、手首、上腕、股関節部、脊椎、肩関節部などです。

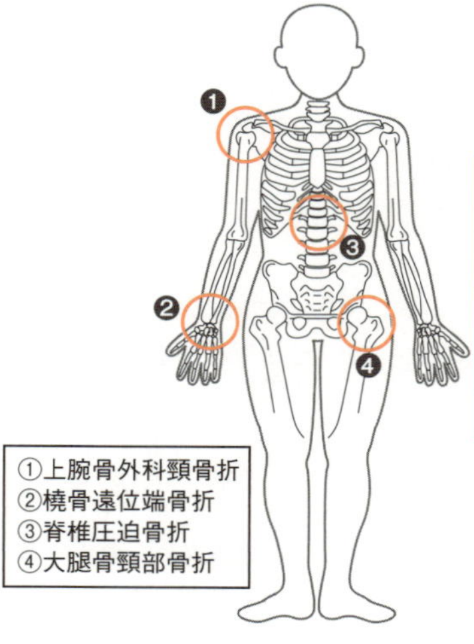

●骨折の症状
・不自然に変形し、皮膚の色が変わっている。
・激しい痛みがある（訴えがないことも多い）。
・部位が腫れていたり、骨がつき出ている。
・他の人が動かすと痛がる。

②骨折部位を固定します。骨折部位の安静を保つために骨折したその場で、創部に近接した2つの関節部を、副木を使って固定します。

手首骨折の固定

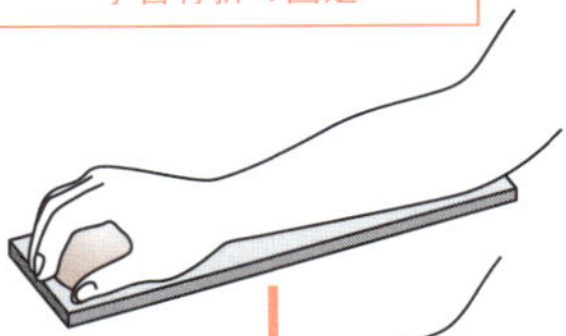

テニスボールくらいの球を軽く握るような感じで手のひらを丸めた状態にし、骨折部位を副木に置く

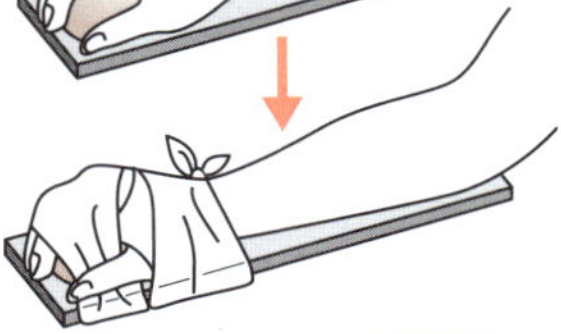

親指の下に布を通し、手首方向に向かってしっかりと巻きつける

前腕骨折の固定

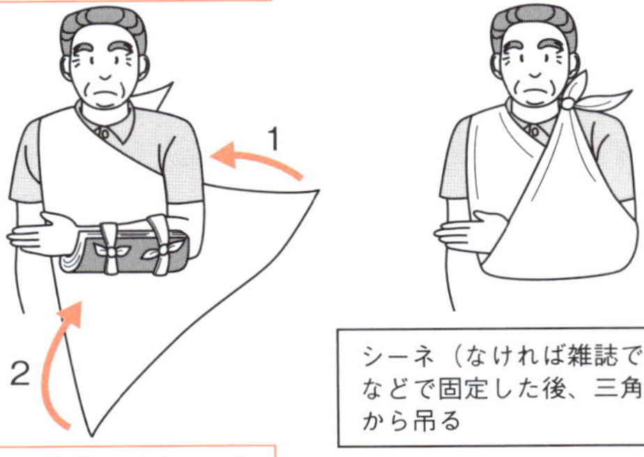

シーネ（なければ雑誌でもよい）などで固定した後、三角巾で首から吊る

膝関節、足関節骨折の固定

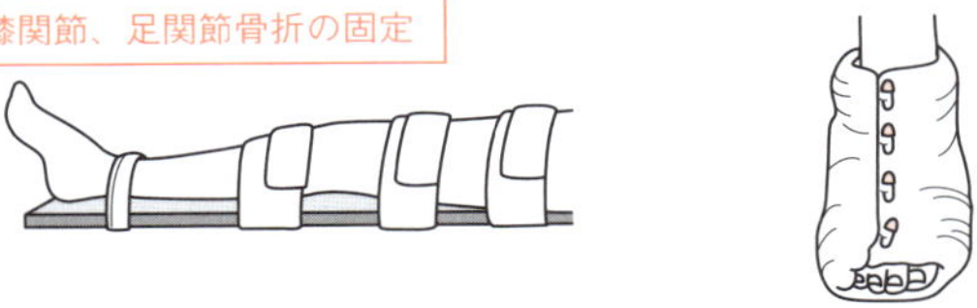

③転倒して起き上がれなくなったときは、大腿骨頸部骨折を考えます。痛みのため歩行不能となり、動かすと脚のつけ根に痛みを訴えます。痛みが強いと血圧が下がり、いわゆるショック状態になることもあります。頭を低くして安静にします。

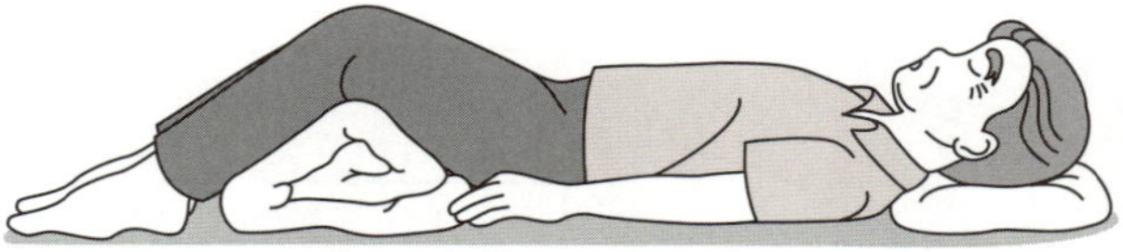

股関節周囲の筋肉の緊張をゆるめるために、
膝下に枕などを入れ膝を曲げた姿勢をとります

④救急受診します。骨折部位に負担を与えないように安静を保ち、全身を観察しながら移動します。悪寒がある場合は毛布などで温め、痛みが激しい場合は冷やします。

●やってはいけないケア

骨が飛び出していたり、骨折部が変形していても、直そうとしてはいけません。

背骨や股関節が痛む場合は、移動に車いすを使ってはいけません。

●対応のチェックポイント

□痛みの除去に努めましたか？
□止血をしましたか？
□骨折部位に隣接した2つの関節部を固定しましたか？
□バイタルサインをチェックしましたか？
□骨折部位だけでなく全身を観察しましたか？
□現在飲んでいる薬を把握しましたか？

●記録の残し方

①異常を発見した日と時間、場所
②どのような状態で倒れていたか
③意識障害の程度と体温、脈拍、呼吸数、血圧
④痛みの程度
⑤出血・腫れの有無、変形の状態
⑥服薬状況

Column 副木の使い方

緊急時に副木として利用できる物には、ものさし、板、ステッキなどがあります。全身、または下半身を固定する場合は毛布、シーツ、バスタオルなどがあります。ストッキングやネクタイも利用できます。副木として使うためには、骨折部の両側の関節を超える長さが必要です。

副木の上に布をのせたり巻いたりしてクッションをつけます。副木と身体との間に隙間があれば、タオルなどを詰めて固定します。しかし、固定がきつすぎると骨折部から先が血行障害を起こすので、注意します。

なお、固定するための副子(副木)は斜めになってはいけません。

やけどした

生活場面で頻繁に起こる事故です。皮膚が薄く抵抗力が落ちている高齢者は重症化しやすいので要注意です。

●対応の仕方

①意識状態とやけどの部分・大きさを確認します。呼吸困難や呼吸が停止している場合は、気道を確保し、心肺蘇生・AEDを行い（Chapter3参照）、すみやかに救急車を呼びます。

②利用者の不安を取り除きます。やけどをした本人は痛みややけどした部位を見てパニックになっています。「大丈夫ですよ」と声かけし、これから行う手当ての説明をします。

③小さいやけどの場合は、すぐ流水で冷やします。やけどした部位には勢いよく流水をかけないようにして、患部が冷たくなり、痛みを感じなくなるまで冷やします。流水をかけられない場合は、冷却剤を当てたり、シーツを水で濡らして患部を包みます。

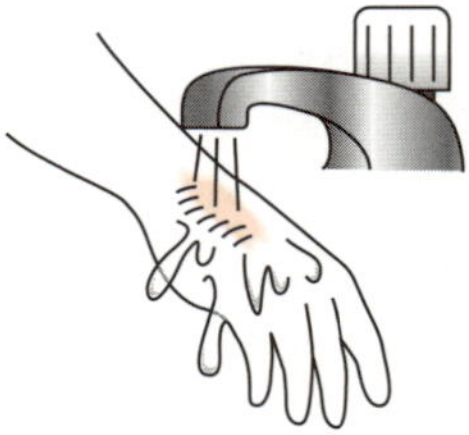

小さいやけどの場合は、すぐ流水で冷やす。患部に直接強い水流を当てないようにする

④熱湯を服の上からかぶった場合は、肩にかかったお湯が太ももまで流れていたり、思わぬところに熱湯がかかっていることがあるので、丁寧に観察して対応します。やけどが広範囲に及ぶ場合は、流水で冷やすと体温が下がりすぎるので、濡れたバスタオルで全身をくるみ、その上から毛布で保温します。
⑤やけどした部位が見える場合は清潔なガーゼで軽く覆い、受診します。寒がるときは毛布などで保温します。

●やってはいけないケア

服の上からやけどした場合は、服を脱がせてはいけません。皮膚に密着した服を脱がせることで皮膚組織を破壊することがあるからです。靴下やオムツを含め、直接皮膚に触れているものはとらずに、服の上から流水（シャワーが便利）で冷やします。

痛みや損傷が大きいときは、患部を下にしてはいけません。また、水ぶくれをつぶしてはいけません。感染を起こしやすくなります。患部にアロエを塗るなど民間療法をしてはいけません。医師が指示した薬物以外のものを塗ってはいけません。

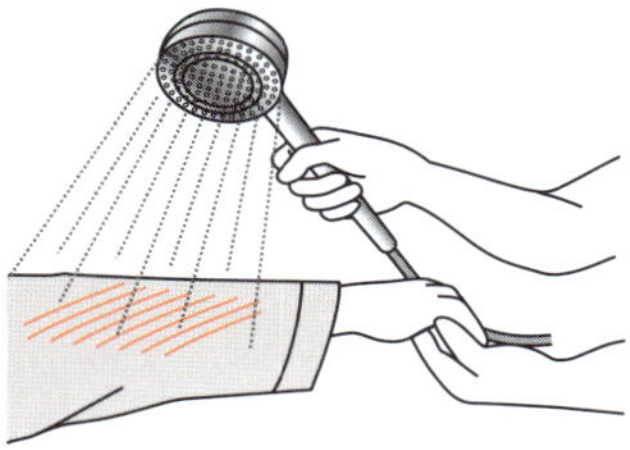

●対応のチェックポイント

□応援を呼んで安全な場所へ移動しましたか？
□呼吸をしていない場合は、心肺蘇生をしましたか？
□すぐ冷水で冷やしましたか？
□患部以外にも傷がないか確認しましたか？
□患部を清潔なガーゼで覆いましたか？
□保温に留意しましたか？

●記録の残し方

①やけどした時刻と場所
②やけどした状況と原因
③やけどの部位と面積、深さ
④意識障害の程度
⑤体温、脈拍、呼吸数、血圧
⑥持病と服用している薬

Column 低温やけどと高温やけど

低温やけどとは、低い温度で長時間触れることで起こるやけどのことです。マヒや糖尿病があったり、足先の感覚が鈍っていたりすると起こりやすいので、身体の一部に湯たんぽや使い捨てカイロなどが長時間触れないよう、注意しましょう。

高温で広範囲(20～30%)のやけどはショック状態を引き起こすことがあるので、必ず医師に連絡します。高齢者はやけどの部分が、体表面積の10～15%でも命に関わるといわれているので、より注意が必要です。

やけどの広さを判断する「9の法則」

広範囲にわたりやけどした場合、陰部以外の場所は9%として、やけどの面積を計算する方法

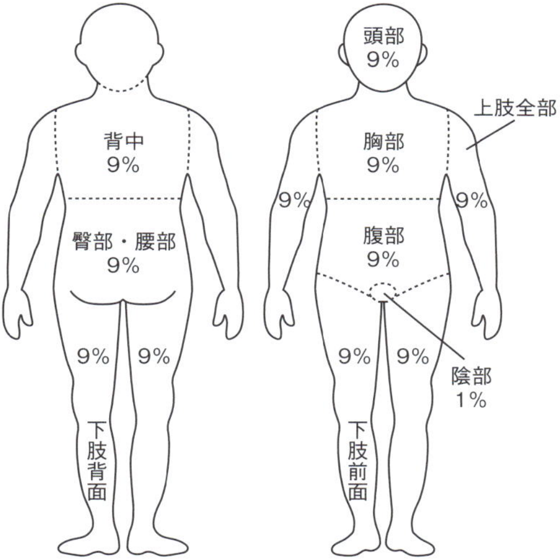

やけどの程度

やけどの程度	外観	症状	治癒までの経過
Ⅰ	発赤、皮膚表面の発疹	疼痛、灼熱感	数日で治癒
Ⅱ	水疱(水ぶくれ)、皮膚の表面が崩れる	強い痛み、灼熱感	1～2週間で治癒
Ⅲ	皮膚が蒼白になる、弾力性を失う	痛みや皮膚の感覚はない	1か月以上。場合によっては植皮が必要になる

浴室でおぼれた

濡れている床、急激な温度の変化、裸であることなど、浴室は高齢者にとって危険がいっぱいの場所です。

●対応の仕方

①おぼれた本人の顔を上に向け、水面から出します。
②大声で応援を呼び、浴槽の栓を抜いて水位を下げ、すみやかに身体を浴槽から出します。
③意識状態と呼吸を確認します。呼吸困難や呼吸が停止している場合は、心肺蘇生・AEDを行い（Chapter3参照）、すみやかに救急車を呼びます。
④意識があるときには、応急手当をしやすい場所に移動し、回復体位をとります。

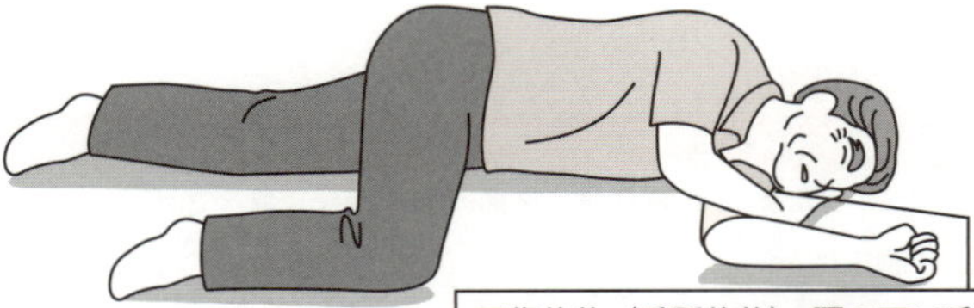

回復体位（昏睡体位）。顎の下に手を入れて顎を上げ、気道を確保する

⑤呼吸時に口の中で水がゴボゴボしているようであれば、顔を横に向け流し出したり、ガーゼなどでぬぐいとります。他にけがをしていないか、全身を観察します。

⑥濡れた身体を拭き、毛布などで保温します。
⑦本人はパニックになっています。「大丈夫ですよ」と声かけし、不安の除去に努めてください。
※意識があり、元気そうでも肺に水が入っていることがあるので、必ず受診してください。

●やってはいけないケア

あわてて水を吐かせてはいけません。肺に入った水は、肺に短時間で吸収されます。また、胃に入った水を無理やり出そうとすると、逆流して気道が閉塞してしまうこともあります。水を吐かせるよりも心肺蘇生を行うことを優先します。気道を確保するとき、無理に首を動かしてはいけません。浴槽内で頸椎を損傷している場合もあるからです。

●対応のチェックポイント

□応援を呼んで安全な場所へ移動しましたか？
□呼吸をしていない場合は心肺蘇生をしましたか？
□意識レベルを観察しましたか？
□保温に留意しましたか？
□声かけをして、不安の除去に努めましたか？

●記録の残し方

①いつ、どこで、どのような状況でおぼれたか
②意識障害の程度
③体温、脈拍、呼吸数、血圧
④吐いた水の量
⑤嘔吐の有無

背中が痛い

背部痛の原因は姿勢や習慣以外に、命に関わる内臓疾患からくることもあるので、注意して関わってください。

●対応の仕方

①呼びかけて、呼吸の状態を観察します。呼吸困難などの異常が見られたときには、気道を確保し、すみやかに救急車を呼びます。

②呼吸が普通であれば、以下の随伴症状を確認し、症状が見られたらできるだけ早く受診します。
痛みが続く／血尿が出た／吐き気・嘔吐／咳が続く／発疹・水ぶくれ／息苦しさ／下痢／腹痛

③楽な姿勢がとれるよう介助しますが、痛みが強いときには無理には動かさないようにします。

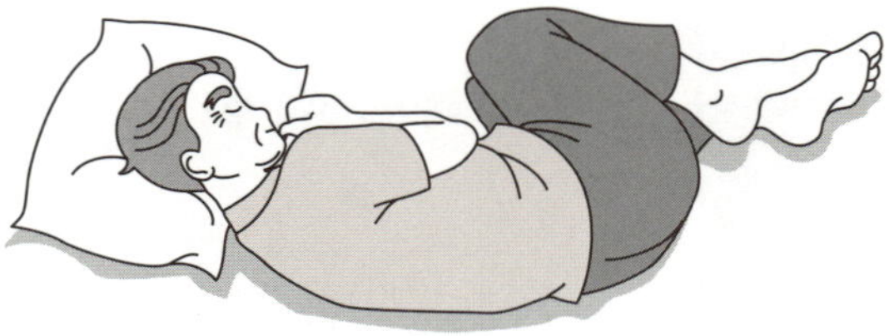

横向きに寝る場合は、背中を丸めるようにするとよい

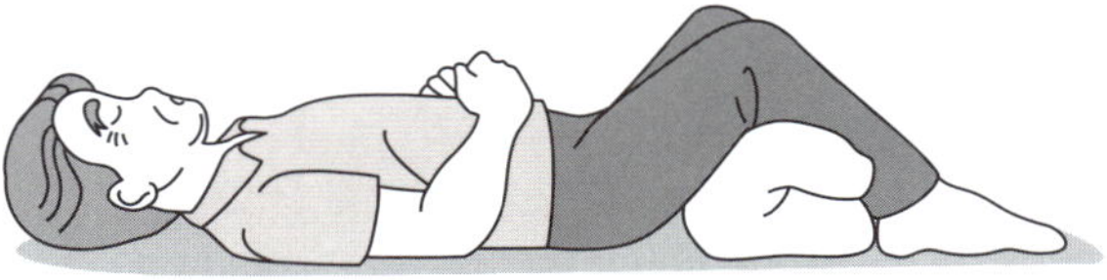

臥位の場合は膝と股関節を曲げるとよい

●やってはいけないケア

痛みがひどくなることがあるので、無理やり動かそうとしてはいけません。

発疹が出ているときは、こすってはいけません。

●考えられる原因

背中が痛い原因は、大きく3つに分類できます。

①**筋肉疲労などによる痛み**

長時間同じ姿勢で行う作業、悪い姿勢、肉体労働後の筋肉疲労など。

②**骨の異常からくる痛み**

椎間板ヘルニア、変形性頸椎症、脊椎圧迫骨折など。

③**内臓疾患からくる痛み**

筋肉疲労になることをしていないのに背中が痛いときは、内臓疾患のせいであることが多いので要注意です。

肝炎、肝硬変、膵臓がん、気胸、狭心症、心筋梗塞、胃潰瘍、十二指腸潰瘍、胆のう炎、胆石、尿路結石、帯状疱疹、腸閉塞など。

●対応のチェックポイント

□呼吸状態の確認をしましたか？
□随伴症状の確認をしましたか？
□バイタルサインを測定しましたか？
□本人にとって安楽な姿勢になるよう介助しましたか？
□内臓疾患などを考慮しつつ、全身状態を観察しましたか？
□持病、ふだん服用している薬を確認しましたか？

●記録の残し方

①呼吸状態
②痛みが始まった時刻と持続時間
③痛みの程度と場所
④体温、脈拍、呼吸数、血圧
⑤持病と服用している薬
⑥本人の様子
⑦背部痛と日常生活の因果関係についての考察

Column 背中の痛みはストレスかも!?

ストレスが肩や背中の痛みとして現れることがあります。背中には多くの神経が集まっているので、ストレスで自律神経のバランスが崩れるとコリを起こし、やがて痛みに変わっていくのです。高じると、うつ状態になったり身体が動かなくなったりすることもあるので、軽く見てはいけません。自己診断しないで、思い当たる原因がなく痛みが続くときには受診しましょう。

Chapter
5

基礎疾患別・起こり得る急変症状と観察のポイント

高齢者に多く見られる疾患では、
基本を知るだけでなく、ふだんの様子と比較して小さな
変化に気づく力が求められています。

高齢者の身体と心

心と身体は密接に関連しています。高齢者ではそれがさらに顕著であり、個人差が大きいことも特徴です。

●高齢者の特徴

①加齢による身体的変化が顕著である。
②老化は個人差が大きく、年齢による共通性が少ない。
③老化に伴って、知的機能、人格、感情に変化が現れる。
④長期記憶は保たれているが、短期記憶はおとろえる傾向にある。
⑤人格は尖鋭化してくる。
⑥若年者に比べて、生活習慣・環境による影響を受けやすい。

●高齢者疾患の特徴

①複数の疾患を有している。
②経過が長く慢性化することが多い。
③症状が非定型的で、自覚症状に乏しいことが多い。
④予備能力・抵抗力が低下しているので、合併症を併発しやすい。
⑤薬剤への副作用が出やすい。
⑥水分や電解質のバランスの変化に鈍感になるので、脱水になりやすい。
⑦症状を自分から表現することが難しい。

日常の観察のポイント

生活全般	規則正しい生活を送っていますか？
	どちらかに身体が傾いていませんか？
	声かけに返答がありますか？
	他のお年寄りと交流がありますか？
	夕方になると、訴えが多くなっていませんか？
	つじつまの合わない行動はありませんか？
食事時	いつもより食事摂取量が少なくないですか？
	飲み込みが悪くないですか？
	むせたり、食べこぼしが多くなっていませんか？
	食事が楽しそうですか？
	手がふるえていませんか？
排泄時	便秘・下痢をしていませんか？
	便・尿の色に異常はありませんか？
	排尿痛はありませんか？
	回数が異常に多くなっていませんか？
	腹部に痛みがあったり、張っていたりしませんか？
入浴時	発赤や湿疹が出ていませんか？
	かゆみの訴えはありませんか？
	身体に傷はありませんか？
	浮腫はありませんか？
	気持ちよく入浴していますか？
環境	床や室内が転びやすい環境になっていませんか？
	居室の環境は整っていますか(温度・湿度・日射し・ベッドの高さ・寝具など）？
睡眠	不眠ではありませんか？
	夜中に目覚めていませんか？
	睡眠中に無呼吸になっていませんか？
会話	前後のつじつまは合っていますか？
	被害妄想的な発言が増えていませんか？

脳血管障害

脳血管疾患とは、おもに「脳内出血」「脳梗塞」「くも膜下出血」の3つを総称したものをさします。

●脳梗塞

脳の動脈が詰まることで、血流が妨げられ、脳細胞が大きな損傷を受けた状態をいいます。原因となる血栓の生じ方により、脳血栓（動脈硬化によって脳動脈の内腔にできた血栓が血管を閉塞させるもの）と、脳塞栓（心臓など脳以外の部位に発生した血栓などが脳に運ばれて脳動脈を閉塞させるもの）に分けられます。脳梗塞の重要な危険因子は、高血圧、糖尿病、高脂血症です。後遺症としては、身体マヒ、感覚マヒ、言語障害、視覚障害、記憶障害、情緒障害などが現れ、認知症を伴うこともあります。

●脳内出血

脳の血管が破れて頭蓋内に出血する状態をいいます。脳梗塞より生死に関わることが多く、出血の部位や出血量により即死状態になることもあります。重要な危険因子は、脳梗塞と同じですが、最も重要なのは高血圧です。後遺症も脳梗塞と同じです。

●くも膜下出血

脳内の血管が破れて、くも膜と軟膜の間のくも膜下に出血する状態です。激しい頭痛と頸部の硬直が特徴です。高齢者の場合は、明確な症状が現れない場合もあるので、ふだんの観察が重要です。脳梗塞や脳内出血のような後遺症が出ない場合もあります。

起こり得る急変症状

脳梗塞・脳内出血は、再発しやすいので、危険因子である高血圧、高脂血症などの管理が大切です。

降圧剤による血圧の下がりすぎや、薬が無効なことがあるので薬のチェックをこまめに行います。

手のしびれや言葉が出にくい、歩行のふらつきなどが出た場合は、安静を保ち、すみやかに受診します。

身体にマヒがある場合、転倒や打撲に注意が必要です。嚥下障害がある場合は、誤嚥のリスクも高くなります。

ふだんの観察ポイント

- ふらつきや手足に力が入らないなどの運動障害はないか。
- 言葉が出てこない、ろれつがまわらないなどの症状はないか。
- 身体の右半分もしくは左半分の感覚がしびれる、にぶくなるといったことはないか。
- 視野の半分が欠ける、ものが見えにくいなどの症状はないか。

神経系疾患

神経系疾患は、歩行困難や身体のしびれなどの運動障害や感覚障害を伴い、進行性のものが多くあります。

●パーキンソン病

神経伝達物質であるドーパミンが減少するために起こる進行性の病気で、高齢者に多い病気です。動作が緩慢になり、自発運動が低下し、表情が乏しくなる（仮面様顔貌）といった症状があります。また、歩幅が狭くすり足になり、歩き出すとすぐには止まれないという特徴があります。うつ傾向も強く、症状が進行すると認知症状が現れることもあります。

症状に合わせた抗パーキンソン薬で、症状はかなり改善されます。薬の副作用として、虫や小動物がいるなどの幻視が出ることがあります。

●てんかん

大脳の神経細胞の電気的リズムが急激に乱れることによって発作が起こる病気です。脳に何らかの障害があって起こる症候性てんかんと原因不明の本態性てんかんがあります。適切な医療により発作のコントロールはほぼ可能ですが、薬ではコントロールできない難治性てんかんと呼ばれるものもあります。

発作により、意識障害や全身性けいれんが起きることが多く、転倒による頭部打撲などに注意が必要です。

●ALS（筋萎縮性側索硬化症）

四肢やのど・舌、呼吸に必要な筋肉など全身の筋肉が萎縮していく神経の難病です。運動機能の低下、嚥下障害、言語障害が起き、次第に四肢マヒ、呼吸マヒへと進行し、最後は寝たきりとなり、水分・食物の摂取や呼吸も十分にできなくなります。症状が進行しても、通常は感覚や知能に問題はなく、眼球の動きや直腸・膀胱の動きは保たれます。

起こり得る急変症状

神経系の病気は、長期にわたり、徐々に日常生活動作が低下するので、服薬している場合は薬の管理や食事をきちんととっているか、ストレスの少ない状態かといった日常の健康管理が大切になります。

運動機能の低下による転倒による骨折や外傷には特に気をつけましょう。てんかん発作の場合も同様です。嚥下障害のある場合は、誤嚥のリスクが高くなるので、食事時の姿勢や一度に口に入れる食べ物の量を少なくすること、柔らかくて水分の多い飲み込みやすい形態にするなどの配慮が必要です。

ふだんの観察ポイント

・食事のときの動作がにぶくなっていないか。
・嚥下困難はないか。
・食事量の減少による、脱水傾向、便秘はないか。
・歩行困難や手足の動きがにぶくなっていないか。
・薬剤は正しく飲んでいるか。

循環器系疾患

心臓、血管、リンパ管などに起こる疾患で、心筋梗塞、心不全、狭心症、高血圧症、動脈硬化などがあります。

●心筋梗塞

心臓に栄養を送っている冠動脈の血流が途絶えることで、心筋が壊死して心臓の機能が損なわれる病気です。通常、激しい胸の痛みと呼吸困難を起こします。高齢者の場合は、痛みが軽い場合もあるので注意が必要です。死に至ることもあります。危険因子は、高血圧、糖尿病、高脂血症などです。

●狭心症

冠動脈が狭くなって、血液の流れが一時的に低下することで起きる疾患です。おもな症状は胸痛や胸部の圧迫感です。危険因子は心筋梗塞と同様です。狭心症と急性心筋梗塞を総称して虚血性心疾患といいます。

●高血圧

高血圧とは、測定する血圧が140／90mmHg以上とされていますが、75歳以上の高齢者では、治療目標は150／90mmHg未満とすることと、一般成人よりも降圧目標がゆるくなっています。高血圧は、循環器系疾患や脳血管疾患をはじめ全身の血管に関連した臓器に影響を及ぼします。生活習慣病の1つですが、原因不明のものを本態性高血圧といいます。

●心不全

血液を全身に送るという心臓の機能の低下した状態をいいます。最も多い症状は、呼吸困難症状や浮腫(むくみ)ですが、高齢者の場合は自覚症状が乏しく、意識障害や精神錯乱症状が出ることがあります。

●不整脈

心臓の拍動のリズムが一定ではない状態をいいます。心臓そのものの加齢による変化や動脈硬化などによって起こるので、高齢者には多い症状です。心房細動では心臓内に血栓が生じることがあり、脳梗塞の原因となります。

起こり得る急変症状

高血圧が危険因子となる疾患は多いので、食事や運動といった生活習慣を見直すとともに、血圧管理を行います。また、降圧剤が効きすぎて血圧が下がりすぎ、めまいや失神を起こすこともあります。

ふだんの観察ポイント

- 血圧に変動はないか。
- ストレスや過労はないか。
- 栄養のバランスのよい食事を適量とっているか(特に塩分のとりすぎに注意)。
- 浮腫がないか。呼吸が苦しそうではないか。

呼吸器系疾患

加齢に伴う肺の喚気機能の低下や嚥下障害のある高齢者に多く見られる疾患です（肺炎は感染症を参照）。

●COPD（慢性閉塞性肺疾患）

慢性気管支炎と肺気腫の総称をいいます。喫煙歴のある高齢男性に多く見られる疾患です。呼吸困難が見られ、重度になると日常的に酸素吸入が必要になります。

●肺気腫

酸素と二酸化炭素を交換する肺胞という組織が破壊される疾患です。呼吸困難が見られ、重度になると日常的に酸素吸入が必要になります。改善することが少ないので、症状を抑えることが治療の中心になります。

●慢性気管支炎

気管支の炎症によって、長期にわたり痰を伴う咳のある状態をいいます。進行すると呼吸困難を伴います。

●気管支喘息

気管支の炎症により気道が狭まって呼吸困難の発作が起きる疾患です。高齢者では、気管支炎が原因で誘発されることが多いのが特徴です。息を吐くときに呼吸困難を生じ、ゼーゼーという音（喘鳴）が出ます。

起こり得る急変症状

禁煙が最も重要な予防法です。ほこりを避け、室内の空気を清浄に保ちます。かぜなどの感染症にかからないように、うがいを習慣づけ、過労に気をつけ、十分な食事をとるなどを心がけます。呼吸器の疾患は、生命の維持に関わります。呼吸困難は、本人に大きな不安や恐怖をもたらすので、感染などで症状が悪化しないようにマスクを装着するなど予防することが大切です。

ふだんの観察ポイント

- 禁煙をしているか。
- 生活環境の空気は清潔か。
- ストレスや過労はないか。
- 栄養のバランスのよい食事を適量とっているか。
- 呼吸が苦しそうではないか。
- 酸素吸入を行っている場合は、血液中の酸素濃度が適切かどうかパルスオキシメーターなどでの確認が必要。

Column 過換気症候群

過換気症候群は、疲労、不安、恐怖、怒りなどの精神的な緊張から、無意識に過呼吸(呼吸のしすぎ)となり、血液中の炭酸ガス濃度が低下して、正常な呼吸ができなくなる状態です。対処法として、以前は紙袋などを口と鼻にあてがって呼吸をさせる「ペーパーバッグ法」がよく行われていましたが、窒息の危険があるため、現在は薦められていません。心因性の場合が多いので、精神的な面でのフォローが大切です。

消化器系疾患

食道から肛門までの消化管と、消化を助ける肝臓や胆のう、膵臓といった器官の疾患をいいます。

●胃潰瘍

高齢者は胃の抵抗力が弱くなり、胃壁の血流も低下するため、胃潰瘍にかかりやすくなります。食後に腹痛や吐き気があるのが特徴です。高齢者の場合は、症状を訴えることが少なく、吐血や下血によって疾患がわかることがあります。

身体的・精神的ストレスが危険因子となる一方、胃粘膜のピロリ菌の感染も大きな要因となり、ピロリ菌の除去が重視されます。

●十二指腸潰瘍

ピロリ菌が原因で起こることが多く、みぞおちから上あたりに腹痛が起こることがあります。空腹時や夜間に痛むのが特徴です。

●逆流性食道炎

食道括約筋の筋力低下によって、胃液が食道に逆流して起こる食道の炎症をいいます。高齢者に多い疾患です。胸やけや物を飲み込むときにつかえる感じがあります。食後、しばらく静かに座っていることにより、症状がやわらぐことがあります。

●肝炎・肝硬変

肝臓が炎症を起こす疾患で、肝細胞が壊れることで肝機能が低下するため、全身の倦怠感や食欲不振、黄疸などの症状があります。ウイルスの種類によってA型、B型、C型などに分類されます。ほかには、アルコール性、薬物性肝炎があります。慢性肝炎が進行し、肝臓が硬化したものが肝硬変です。肝硬変は肝がんに移行することもあります。

●胆石・胆管結石

胆のうや胆管内に結石がある状態をいいます。高齢者は、腹痛や発熱といった症状が出ないことも多く、炎症が進んで胆のう穿孔や胆道炎を発症することもあります。

起こり得る急変症状

消化器の潰瘍は、吐血や下血を伴うことがあり、出血量が多いとショック状態に陥ることもあります。また、出血により貧血症状を示すので、日常の貧血の程度を把握しておく必要があります。また、胆石は特別な治療をしないで経過を見るだけのことも多いのですが、胆のう炎を併発すると手術が必要になります。

ふだんの観察ポイント

- 規則正しい生活を送っているか。
- 脂肪や刺激のある食べ物は避けているか。
- ストレスや過労、貧血はないか。
- バランスのよい食事を適量とっているか。
- ウイルス性肝炎を発症の場合は、他の人への感染予防を強化しているか。

内分泌・代謝疾患

体内でホルモンをつくるところの総称を内分泌系、必要な物質の取り入れと老廃物の排出を代謝といいます。

●糖尿病

インスリンの分泌が低下し、血糖値(血液中に含まれるブドウ糖の量の値)が高くなる疾患です。無症状なことが多く、健康診断などで発見されることが多い疾患です。症状が進むと、のどが渇き、多飲多尿となります。さらに症状が進行すると目や腎臓、動脈など全身の臓器に症状が及ぶ危険な疾患です。カロリーやアルコールのとりすぎや運動不足、ストレスなどが、糖尿病の大きな原因です。

治療は、食事療法、運動療法、薬物療法ですが、基本は食事療法です。

●甲状腺機能障害

物質の代謝を促進する甲状腺ホルモンを分泌する機能に障害が起こる疾患です。分泌が過剰となるのを甲状腺機能亢進症といい、動悸、体重減少、疲労感が見られ、甲状腺の腫れや眼球の突出といった症状が現れます。バセドウ病などがあります。

分泌が低下したものを甲状腺機能低下症といい、無力感、寒気、便秘などが見られます。高齢者の場合は皮膚が乾燥し、むくみなどが特徴的な粘液水腫が見られます。

起こり得る急変症状

糖尿病の三大合併症は、糖尿病性網膜症、糖尿病性腎症、糖尿病性神経障害です。糖尿病の場合、かなりの高血糖を示すと意識障害やせん妄が現れます。病気が進行しないように、適切な食事療法、運動療法、薬物療法を行い、血糖値を管理することが大切ですが、長期間にわたることなので、カロリーコントロールだけに固執せず、ときどきは好きな食べ物も献立に取り入れながら、長続きさせることがポイントです。

甲状腺機能亢進症は、高齢者の場合は症状が出にくいこともありますが、頻脈が続くと心不全を起こす場合もあります。甲状腺機能低下症は、さまざまな神経症状を示すものもあり、認知症の原因疾患になることもあります。

ふだんの観察ポイント

・食事と運動のバランスがとれているか。
・過度なストレスがないか。
・動悸などの症状のある場合は、安静を保っているか。

糖尿病の判定基準（日本糖尿病学会）

【糖尿病の判定基準】

①空腹時血糖：126mg/dL以上

②75g糖負荷試験（OGTT）　2時間後血糖値：200mg/dL以上

③随時血糖値：200mg/dL以上

④グリコヘモグロビン（HbA1c）：6.1％（JDS値）以上

【1回の検査で糖尿病と診断されるケース】

・①〜③のいずれかと④が確認される

・①〜③のいずれかと、A.糖尿病の典型的症状（口渇、多飲、多尿、体重減少）、B.糖尿病性網膜症のいずれかが認められる

感染症

感染症とは、ウイルスや細菌などの病原体が体内に入り、引き起こした疾患をいいます。

●肺炎（誤嚥性肺炎）

肺炎とは肺に炎症が起きる疾患の総称です。飲食物や唾液の誤嚥が原因で起きるものを誤嚥性肺炎といい、高齢者の肺炎の約半数にのぼります。胃から逆流した物が気管に入って起きることもあります。

おもな症状は、発熱、咳、痰、呼吸困難、全身のだるさなどです。高齢者の場合は、抵抗力の低下や低栄養、口腔内の細菌の増殖などが原因となります。

●肺結核

結核菌が肺に入ることで起きる疾患です。おもな症状は、咳や痰、微熱が続く、食欲の低下、全身がだるいなどです。肺炎のような強い症状は出ません。過去に感染した人が高齢になり、抵抗力が低下して再発することもよくあります。結核菌が陽性であれば、他人に感染する可能性があるので、入院・隔離が必要になります。

●尿路感染症（腎盂腎炎）

腎盂炎や膀胱炎といった尿路に起こる感染症の総称です。膀胱炎は高齢者に多い疾患で、大腸菌による感染が最も多い原因です。腎盂炎は高熱や腰痛を伴いますが、膀胱炎には高熱はなく、排尿時に痛みがあったり残尿感があります。

起こり得る急変症状

誤嚥性肺炎を繰り返す場合は、心身の機能が低下することで重症化していくこともあるので注意が必要です。また、誤嚥時に気管がふさがれて窒息することもあります。重症の肺炎になると、酸素と二酸化炭素のガス交換ができなくなり、呼吸苦が現れ、命に関わることもあります。このような場合は、早急に受診が必要です。

ふだんの観察ポイント

・食事の形態、姿勢などは適切か。
・水分を十分とっているか。
・口腔内を清潔にしているか。
・陰部や臀部は清潔に保たれているか。
・排泄のリズムはこれまでと同じか。

Column スタンダード・プリコーション

感染経路を断つための標準予防策を「スタンダード・プリコーション」といいます。①血液、②体液、③分泌物・排泄物(汗を除く)の3つは感染する可能性のあるものとして、注意を促しています。「しっとり、ヌルヌル、べちょべちょしたもの」と覚え、これらに触れるときは、素手でさわらない、さわりそうなときは手袋をする、素手でさわった場合はすぐに手洗い、手袋をしていても外したら手を洗うを実践します。

骨・関節系疾患

加齢とともに骨・関節系の障害は増え、筋力も低下していき、動作や行動に影響を与えます。

●関節リウマチ

関節が腫れて痛む慢性的で進行性の疾患で、中高年の女性に多いのが特徴です。朝起きたときに関節のこわばりや痛みがあります。原因は不明ですが、さまざまな症状が全身で引き起こされ、特に手足の指の第二第三の関節に変形が起こり、日常の動作に支障をきたします。全身のだるさ、食欲不振、貧血、微熱、手足のしびれなどといった症状があります。

薬物療法が主ですが、高齢者の場合は胃腸障害を起こしやすいので注意が必要です。また、寝たきり状態が長くなると関節の拘縮を招くことがあるので、肘・手首・膝・足などの関節を伸ばすなどのリハビリが必要です。

●骨粗しょう症

骨量が少なくなり、骨がもろくなることで骨折しやすい状態になる疾患です。閉経後の女性に多いのが特徴で、女性ホルモン（エストロゲン）の低下、ビタミンDの不足、運動不足やカルシウム不足などが原因です。

自覚症状はないため、骨折することで骨粗しょう症がわかることが多くあります。骨折の部位は、背骨が多いため、背中や腰の痛みや、背中が曲がってくるという症状が出てきます。高齢者の場合、最も気をつけなくてはならないのは、足のつけ根の部分(大腿骨頸部)の骨折で、転倒によるものが大半です。

起こり得る急変症状

関節リウマチは全身性の疾患でもあるので、肺、腎臓などに合併症を起こすことがあります。また、関節炎が進むと、日常生活動作が妨げられます。梅雨時や寒冷の時期、またはストレスが続いたときなどに症状が悪化しやすいと言われます。治療薬による胃腸障害を起こしやすいので注意が必要です。

骨粗しょう症の場合は、些細なことでも骨折しやすいので、体位変換などの介助時は注意が必要です。

ふだんの観察ポイント

・適度な運動をしているか。
・よい姿勢を保つようにしているか。
・カルシウムの多い栄養のとれた食事をとっているか。
・薬の副作用はないか。
・転倒の危険が極力ない住環境になっているか。

Column 高齢者に多い骨折

高齢者の場合、骨がもろくなっているので転倒しただけで骨折を起こすことがよくあります。特に多いのが、①肩(上腕骨頸部)の骨折、②手関節の骨折、③脊椎圧迫骨折、④股関節(大腿骨頸部)骨折です。

泌尿器系疾患

泌尿器系とは、尿の生成と排泄に関わる腎臓から尿道までの一連の臓器を指します。

●腎不全

腎臓の機能が低下し、体内に老廃物がたまったり、水分や電解質(ナトリウム、カリウムなど)のバランスのくずれる状態をいいます。

<急性腎不全>

腎機能が急激に低下する状態で、その原因は腎炎、心不全、脱水症、敗血症、薬物の副作用などです。

高齢者の場合、加齢による機能低下だけでなく、疾患によってさらに機能が低下することで、腎不全に陥りやすくなります。特に薬による急性腎不全には注意が必要です。

症状は上下肢に浮腫(むくみ)が急に現れます。だるさや食欲が低下し、1日の尿量が500mL以下になることがあるので、注意深く尿量の変化を見ることが重要です。

<慢性腎不全>

慢性的な腎機能の低下で、体内の水分や電解質などの調節ができなくなる疾患です。糖尿病などが原因で慢性腎不全になる場合がほとんどです。治療としては、タンパクと塩分、カリウムの制限が重要ですが、症状が進むと人工透析が必要になります。

●前立腺肥大

高齢になると前立腺が肥大し、その結果、尿道が圧迫されて残尿感や頻尿などの症状が現れます。さらに進行すると、尿閉が起こることもあります。

●尿路結石

尿路に結石ができる疾患です。尿の流れが悪くなり、腎機能の低下や尿路感染症を引き起こすこともあります。差し込むような激しい痛みがあり、結石のある部位によって、腰痛や下腹部に痛みが出ます。血尿が見られることも多くあります。

起こり得る急変症状

腎不全の場合、カリウムの上昇により心臓の機能が低下し、心不全を起こすことがあります。低タンパク・高カロリー食でカリウムや塩分、水分を制限するといった食事療法を行いますが、長期間にわたることなので、継続できることが必要です。高齢者の場合は、厳密な食事制限を行うことで、脱水や低栄養を招かないように注意することが必要です。食事療法などを行ってもなお機能低下がある場合は、人工透析を考えます。

ふだんの観察ポイント

- 糖尿病などの原因疾患の適切な治療をしているか。
- 顔のむくみや尿量減少がないか。
- 水分を制限している場合は脱水に注意する。

その他の疾患・障害

ここでは、高齢者によく見られる褥瘡、帯状疱疹、子宮脱、脱腸、老年期うつ病について説明します。

●褥瘡

長い間同じ姿勢でいることで身体の一定の場所に圧力が加わり、血行が遮断され、皮膚組織が圧迫を受け、壊死していく状態のことをいいます。全身的な治療としては、低栄養状態の改善、特に低アルブミン血症と貧血の改善を行います。褥瘡のできやすい部位は下図のとおりです。日常生活では、栄養のバランスのとれた食事や適切な体位変換、身体や寝具などの清潔を心がけます。

褥瘡のできやすい部位

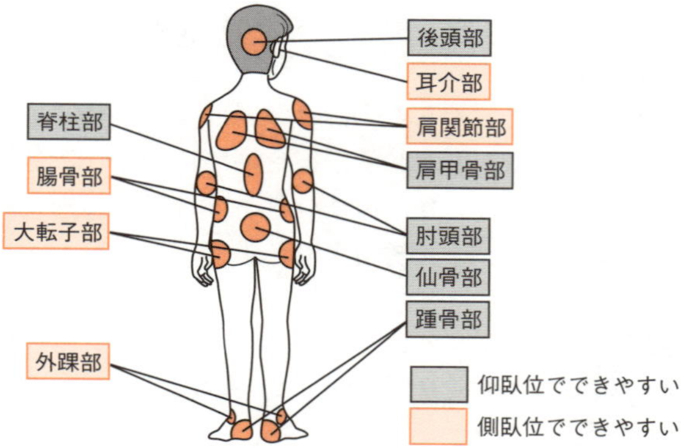

●帯状疱疹（帯状ヘルペス）

ヘルペスウイルスが原因となり、神経に沿って帯状に水疱やただれができる皮膚疾患です。おもに体幹の左右どちらか一方に生じ、強い痛みを訴えることがあります。抵抗力の低下した高齢者などに起こりやすく、痛みが残ることがあります。水疱には感染性があるので、治療時には直接触れないように注意が必要です。

●貧血

赤血球に含まれるヘモグロビンが減少した状態をいいます。鉄分不足や消化器からの出血、加齢による腎機能の低下によって起こります。短期間に悪化する場合は、その原因を調べ治療が必要になります。重度の貧血になると、全身がだるい、動くと息切れがするなどの症状が現れます。おもな血液検査の値などは以下の表のとおりです。日常生活では、バランスのとれた食事、特に鉄分を多く含むレバー、肉、ほうれん草などを多くとるように心がけます。

血液検査の種類

検査項目	略号	基準値	単位
赤血球数	RBC	男性　420 ～ 570 女性　380 ～ 500	万/mm³
白血球	WBC	静脈　35 ～ 90	百/μL
ヘマトクリット値	Ht	男性　40.0 ～ 52.0 女性　33.0 ～ 45.0	%
ヘモグロビン値	Hb	男性　13.5 ～ 18.0 女性　11.5 ～ 16.0	g/dL
血小板数	Plt	13.0 ～ 37.0	万/mm³

●子宮脱

子宮が膣から出ている状態をいいます。骨盤底支持組織と骨盤底筋の弛緩により、子宮が脱落してきますが、原因は老化現象とされています。治療は外科手術で行われます。

●脱腸(ヘルニア)

本来なら腹の中にある腹膜や腸の一部が、そけい部(足のつけ根)の筋膜の間から皮膚の下に出てくる疾患で、高齢者に多く見られる疾患です。

●老年期うつ病

老年期は身体の機能低下を実感したり、親しい人との別離を経験することが多くなることから心の不調を引き起こしやすくなっており、うつ病にかかりやすい年代です。老年期うつ病の特徴として、憂鬱な気分よりも身体の不調を訴える傾向が強いことが挙げられます。焦燥感が募ったり、口うるさくなったりするだけでなく、見当識障害や妄想を伴うことがあるので、認知症と間違えられることもあります。

利用者の環境が変化したときには、心に寄り添うよう努め、ストレスをためない生活が送れるよう援助します。

●熱中症

熱中症は、体温調節機能を超える高温環境で体内の熱を放出できず、循環器、筋肉や脳神経、腎臓などに障害が起こる疾患で、死に至ることもあります。

自覚症状がないまま倒れることもあるので注意が必要

です。応急手当としては、涼しい場所へ運び、衣服をゆるめ、アイスパックや冷水で絞ったタオルなどで腋の下や首回りを冷却します。

予防としては、1日に8回以上(1回200cc以上)の水分を摂取するようにします。帽子などをかぶり直射日光を避け、1時間に1回は休憩するようにしましょう。

室内でも高温多湿、無風の場合は、熱を体外に放出できないので危険です。日差しが当たらないからと安心せず、冷房や除湿機、扇風機なども適当に利用しましょう。

起こり得る急変症状

褥瘡の傷から細菌が血流にのって全身に影響を及ぼすと敗血症などを起こし重症化すると生命に関わることもあります。褥瘡のできた部位に圧力がかからないよう、体圧を分散し、活動的な生活をつくるように心がけます。

帯状疱疹は目やのどに発生すると、視力障害や嚥下障害を起こすこともあります。脱腸は、腹痛が続いたり腹部の膨張が大きくなる場合は、体内の腸がねじれていることもあるので、手術が必要になります。

老年期うつ病では、自殺率が高いことが挙げられます。日頃から注意を向けて声をかけるなど、少しの変化も見逃さないようにしましょう

夜間のトイレを心配して、水分摂取を控える人がいますが、水分不足で血液が濃くなり血栓が発生しやすくなります。のどが渇いていなくても水分をとることを習慣にしてもらいましょう。特に、高血圧の人の水分不足は非常に危険です。

Index さくいん

数字・アルファベット

119番通報マニュアル......42
9の法則......163
AED......60
ALS......175
COPD......178
IVH......25
Japan Coma Scale（JCS）......71
PEG......24

あ行

あえぎ呼吸......89
胃潰瘍......180
意識障害......68
意識障害の分類......71
異常呼吸......89
一次救命処置......51,66
一次性頭痛......98
医療外行為......30
医療行為......30
胃ろう......24

か行

回転性めまい......85
回復体位......52
過換気症候群......179
喀痰吸引......27
喀血......118
肝炎......181
肝硬変......181
関節リウマチ......186
感染性下痢......111
間代性けいれん......79
陥没呼吸......89
キーゼルバッハ部位......122
気管カニューレ......26
気管支喘息......178
起座位......90
起座呼吸......89
逆流性食道炎......180
急性硬膜下血腫......96
急性腎不全......188
救命処置......50
胸骨圧迫......56
狭心症......176
強直性けいれん......79
胸痛......100
虚血性心疾患......176
起立性低血圧......82
筋萎縮性側索硬化症......175
くも膜下出血......96,172
経管栄養......23,24
けいれん......76
下血......114
血圧......39
血圧値の分類......40
血尿......130
下痢......111
誤飲......139

構音障害 86
口角下垂 86
高血圧 176
甲状腺機能亢進症 182
甲状腺機能低下症 182
項部硬直 97
誤嚥 142
誤嚥性肺炎 184
呼吸 40
呼吸困難 92
骨折 156
骨粗しょう症 186
誤薬 145
昏睡体位 52

さ行

シーソー呼吸 89
子宮脱 192
止血帯法 45
自動体外式除細動器 60
しびれ 72
十二指腸潰瘍 180
出血性ショック 44
褥瘡 190
食品と薬剤の相互作用 146
徐呼吸 41
ショック状態 148
ショック体位 53,80,119,148
徐脈 38
腎盂腎炎 184
心筋梗塞 176
人工呼吸 59
心室細動 60
心臓マッサージ 56
心不全 177
スタンダード・プリコーション ... 185
頭痛 96
セミファウラー位 52
浅促呼吸 89
前立腺肥大 189

た行

体温 36
帯状疱疹 191
立ちくらみ 85
脱腸(ヘルニア) 192
多尿 129
胆管結石 181
胆石 181
チアノーゼ 134
チェーン・ストークス呼吸 89
中心静脈栄養法 25
中枢性嘔吐 110
中毒110番 139
直接圧迫止血法 45
低温やけど 162
てんかん 174
てんかん発作 76
頭蓋内感染症 96
糖尿病 182
吐血 118

な行

二次性頭痛 99
尿閉 129
尿路感染症 184
尿路結石 189
熱中症 192
脳梗塞 96,172
脳腫瘍 96
脳内出血 96,172

脳貧血……80

は行

パーキンソン病……174
肺炎……184
肺気腫……178
肺結核……184
バイタルサイン……36
排尿困難……129
背部叩打法……142
ハイムリック法……142
発熱……136
鼻血……122
パルスオキシメーター……22
反射性嘔吐……110
ビオー呼吸……89
鼻腔栄養……23
鼻翼呼吸……89
貧血……191
頻呼吸……41
頻尿……129
頻脈……38
ファウラー位……90,119
腹痛……103
副木……159
不整脈……38,95,177
浮動性めまい……85
膀胱炎……184
膀胱留置カテーテル……28
乏尿……129
本態性高血圧……177

ま行

マンシェット……39
慢性気管支炎……178
慢性硬膜下血腫……96
慢性腎不全……188
慢性閉塞性肺疾患……178
脈拍……37
無呼吸……41
無尿……129
めまい……83

や行・ら行

やけど……160
流涎……86
老年期うつ病……192
ろれつが回らない……86

◎ 参考文献

『高齢者介護　急変時対応マニュアル』美濃良夫編著（講談社／2007年）
『介護職のための医学知識ガイドブック』大瀧厚子（関西看護出版／2009年）
『緊急時の介護～とっさの症例判断・対応マニュアル』橋村あゆみ（介護労働安定センター／2010年）
『介護現場でいまさら聞けない病気の常識』三宅貴夫（日総研出版／2010年）
『介護職員基礎研修テキスト第3巻　医学関連領域の基礎知識』介護職員関係養成研修テキスト作成委員会（長寿社会開発センター／2010年）
『改訂　介護に使えるワンポイント医学知識』白井孝子（中央法規出版／2011年）

◎ 監 修 者 紹 介

宮永　和夫（みやなが　かずお）

茨城県生まれ。群馬大学医学部卒、専門は老年精神医学。群馬大学保健管理センター、群馬県こころの健康センターなどを経て、2007年より南魚沼市立ゆきぐに大和病院長。
著書に『若年認知症の臨床』（新興出版）、『若年期の脳機能障害介護マニュアル』（ワールドプランニング）ほか多数。

岡村　真由美（おかむら　まゆみ）

新潟県生まれ。小千谷総合病院付属看護専門学校卒。2006年、認知症看護認定看護師。2008年より南魚沼市立ゆきぐに大和病院に勤務、現在に至る。

◎ 編 集 協 力

有限会社七七舎（ゆうげんがいしゃ　ななしゃ）

介護・福祉・保健関係に特化した編集プロダクション。1994年設立。多くの高齢者福祉、障害者福祉分野の取材・調査研究事業なども手がける。他社出版物のほか、自社本をBricolageの名前で発行。
http://www.nanasha.net/

装丁／古屋真樹（志岐デザイン事務所）
カバーイラスト／内藤あや
本文イラスト／シママスミ・武村幸代

介護《かいご》スタッフのための
安心《あんしん》! 急変時対応《きゅうへんじたいおう》

発行日	2011年 10月 5日	第1版第1刷
	2022年 6月 1日	第1版第10刷

監修者 宮永《みやなが》 和夫《かずお》／岡村《おかむら》 真由美《まゆみ》

発行者 斉藤 和邦
発行所 株式会社 秀和システム
〒135-0016
東京都江東区東陽2-4-2 新宮ビル2F
Tel 03-6264-3105（販売） Fax 03-6264-3094
印刷所 図書印刷株式会社 Printed in Japan

ISBN978-4-7980-3089-0 C3036